高等院校"十三五"实验创新教材

（供药学、制药工程、药物制剂、中药学、中药制药等专业用）

制剂制备技术 与实验教程

主　编　郭慧玲

副主编　杨华生　胡律江

编　委

郭慧玲　杨华生　胡律江　杨　辉　肖　雄

王　芳　方建和　关志宇　刘　婧　黄　潇

高文军　韩　飞　吴　璐　赵晓娟

人民卫生出版社

图书在版编目（CIP）数据

制剂制备技术与实验教程 / 郭慧玲主编. —北京：
人民卫生出版社，2017

ISBN 978-7-117-24584-5

Ⅰ. ①制… Ⅱ. ①郭… Ⅲ. ①制剂 - 制备 - 教材
Ⅳ. ①R943

中国版本图书馆 CIP 数据核字（2017）第 161815 号

人卫智网	www.ipmph.com	医学教育、学术、考试、健康，
		购书智慧智能综合服务平台
人卫官网	www.pmph.com	人卫官方资讯发布平台

制剂制备技术与实验教程

主　　编：郭慧玲
出版发行：人民卫生出版社（中继线 010-59780011）
地　　址：北京市朝阳区潘家园南里 19 号
邮　　编：100021
E - mail：pmph @ pmph.com
购书热线：010-59787592　010-59787584　010-65264830
印　　刷：三河市尚艺印装有限公司
经　　销：新华书店
开　　本：787 × 1092　1/16　印张：11
字　　数：268 千字
版　　次：2017 年 7 月第 1 版　2017 年 7 月第 1 版第 1 次印刷
标准书号：ISBN 978-7-117-24584-5/R · 24585
定　　价：29.00 元

打击盗版举报电话：010-59787491　E-mail：WQ @ pmph.com
（凡属印装质量问题请与本社市场营销中心联系退换）

编写说明

　　《制剂制备技术与实验教程》符合药物制剂制备要求的"理实一体化"教学内容,充分体现必需的理论知识、够用的专业知识、有益的拓展知识,实现培养具有良好职业素质和职业能力的高技能药物制剂专业人才目标,为学生可持续发展奠定良好的基础。制剂制备技术与实验是药学、中药学、药物制剂、中药制药、制药工程等专业核心课程的操作实验技能部分,对培养学生的动手能力,提高药剂学、工业药剂学和中药药剂学理论与实验教学质量均具有重要的作用。

　　本教材根据制剂制备技术特点分为三大部分:第一部分主要介绍制剂制备技术基础知识与常用技术,包括药物制剂基本概念、药品生产技术管理基本知识、制药用水、固体制剂制备共性技术等;第二部分主要介绍常用剂型的制备技术,主要包括液体制剂制备技术、固体制剂制备技术、半固体制剂制备技术、其他制剂制备技术;第三部分主要为制剂制备技术实验教程。

　　本教材的创新之处在于:

　　1. 本教材是根据教学需要,结合学生需求进行编写。本教材是由一线教师根据实践教学体会,从提高和培养学生实验技能与动手能力入手,在专业实验课程中增加设计与实施环节,综合提高学生创新能力,将对药学、中药学、药物制剂、制药工程、中药制药等专业教育的发展起到重要的作用。

　　2. 本教材立足于反映各类相关学科专业特色、课程体系改革特色和教学方法改革特色。本教材的实施将有利于药物制剂相关专业高级人才的培养,有利于提高制剂制备技术操作技能水平。

　　本教材内容丰富,理论实践一体化,突出专业教育特点,适用于本、专科制药工程类、药学类、中药学类及药物制剂、中药制药等专业理论及实践教学,也可以作为药品生产企业生产人员、管理人员培训教材或参考用书。

　　由于编者水平所限,书中如有不足之处敬请使用本书的师生与读者批评指正,以便修订时改进。

编　者

2017年4月

目 录

第一部分 制剂制备技术基础知识与常用技术

第二部分　制剂制备技术

第三部分 制剂制备技术实验教程

第一部分
制剂制备技术基础知识与常用技术

第一章　绪　论

第一节　概　述

一、制剂技术的概念

药剂学（pharmaceutics）是研究药物制剂的基本理论、处方设计、制备工艺、质量控制和合理使用等内容的综合性应用技术科学。药剂学包括制剂学和调剂学。

制剂技术是指在药剂学理论指导下的药物制剂生产与制备技术，是药剂学理论在药品生产制备过程中的体现和应用。

药物供临床使用时，为适合于疾病诊断、治疗或预防需要制成不同的给药形式，称药物剂型，简称剂型（dosage form），如片剂、胶囊剂、注射剂等。同一种药物，根据药物的性质和治疗目的不同，可制备不同的剂型。各种剂型中具体的药物品种称药物制剂（pharmaceutical preparations），简称制剂，如阿司匹林片、胰岛素注射剂、红霉素眼膏剂等。药物制剂解决了药品的用法和用量问题。

二、药剂学的任务及主要研究内容

药剂学的宗旨是制备安全、有效、稳定、使用方便的药物制剂。药剂学的主要任务及研究内容可概述如下：

1. 基本理论的深入研究与探讨　药剂学的基本理论系指药物制剂的配制理论，包括处方设计、制备、质量控制等方面的基本理论。如微粒分散理论在非均相液体制剂中的应用研究；表面活性剂对开发新剂型、新技术、新产品，提高产品质量的研究；粉体性质对固体物料的处理过程及对制剂质量的影响研究；流变学性质对乳剂、混悬剂、软膏剂质量的影响；片剂的压缩成形理论的研究等。

2. 药物制剂新技术和新剂型的研究与开发　药剂学的本质是药物制剂，将药物制成剂型后才能应用于临床患者治疗，药物制剂以剂型体现，因此药剂学的核心是剂型。剂型是药物给药的具体形式,直接影响着药物的疗效。新剂型的开发离不开新技术的应用,新技术为新剂型的开发奠定了基础,如用固体分散技术不仅提高了许多难溶性药物的溶出度和吸收,而且将这一技术与控释技术结合也成功用于制备一些难溶性药物的缓控释制剂,既保证其溶解性能又保证其缓慢释放。新剂型为新技术的发展提供了广阔的空间。与片剂、胶囊、溶液剂、注射剂等普通制剂相比,缓释、控释和靶向制剂等新剂型可以更好地提高疗效,降低副作用。近年来上市的口腔速溶片,可以不用水服药,给患者带来极大的方便;长效缓释微球注射剂,一次注射缓慢释放长达1个月或3个月,克服了每天注射的缺点,是目前新剂型研究的热点。

3. 中药前处理技术的应用和中药新剂型的研究与开发　中医药是中华民族的宝贵遗产,在继承和发扬中医药理论和中药传统制剂的同时,运用现代科学技术和方法实现中药制剂现代化。如固体分散技术、包合技术、微型包囊技术等,可提高中药的生物利用度。近年来中药缓释制剂和中药靶向给药的微球制剂也在开发和研究中,丰富和发展了中药的新剂型和新品种。

4. 生物技术药物新剂型的研究与开发　生物技术药物是人类攻克疑难病症最有希望的途径之一。如预防乙肝的基因重组疫苗、治疗严重贫血症的红细胞生长素、治疗糖尿病的人胰岛素、治疗侏儒症的人生长激素、治疗血友病的凝血因子等都是现代生物技术药物的新产品。基因、核糖核酸、酶、蛋白质、多肽、多糖等生物技术药物普遍具有活性强、剂量小的优点,但同时具有分子量大、稳定性差、吸收性差、半衰期短等问题。寻找和发现适合于这类药物的长效、安全、稳定、使用方便的新剂型是药剂科研努力的方向。

5. 新辅料的研究与开发　药物制剂是由活性成分的原料和辅料所组成,辅料是制剂生产中必不可少的重要组成部分,可以说"没有辅料就没有优质的制剂"。辅料的应用不仅仅是制剂成型以及工艺过程顺利进行的需要,它对提高药物的稳定性、调节有效成分的作用或改善生理要求,都具有重要的作用。新型药用辅料对于制剂性能的改良、生物利用度的提高及药物的缓、控释等都有非常显著的作用。因此,药用辅料的研究开发已成为药剂工作者关注的热点。

新型、优质、高效、多功能的药用辅料的发展,使药物新剂型与新技术也得到进一步的开发与应用。如①液体药剂中,泊洛沙姆、磷脂等乳化剂的出现为静脉乳的制备提供了更好的选择;②固体药物制剂中,交联聚维酮(PVPP)、交联羧甲基纤维素钠(cross-linked CMC-Na)、低取代羟丙基纤维素(L-HPC)、羧甲基淀粉钠(CMS-Na)等崩解剂的应用,推动了口腔速溶片剂的发展,微晶纤维素(MCC)、可压性淀粉等辅料的开发使粉末直接压片技术实现了工业化;③皮肤给药制剂中,氮酮(Azone)的问世使药物透皮吸收制剂的研究更加活跃,有不少产品上市;④注射剂中,聚乳酸(PLA)、聚乳酸聚乙醇酸共聚物(PLGA)等体内可降解辅料的出现,使每1~3个月用药一次的新型长效注射剂成为可能。

6. 新制药机械和新设备的研究与开发　按照GMP要求,为了保证药品的质量,制剂生产向封闭、高效、多功能、连续化和自动化的方向发展。如固体制剂生产中使用的流化床制粒机在一个机器内可完成混合、制粒、干燥,甚至包衣,与传统的摇摆式制粒机相比,大大缩短了工艺过程,减少了与人接触的机会。应用挤出滚圆制粒机、离心制粒机等制药设备可使制粒物更加致密、球形化。高效全自动压片机的开发,使片剂的产量和质量大大提高。

无论是化学药、中药还是生物技术药物,先进的制剂技术、优质的药用辅料、精密的生产设备已成为优质制剂生产不可或缺的三大支柱。

第二节　剂型的重要性与剂型的分类、常用术语

一、剂型的重要性

剂型是药物的传递体,是为适应预防、诊断或治疗疾病的需要而制备的一种给药形式,也是临床用药的最终形式与必要方式。一般来说一种药物可以制备多种剂型,但给药途径不同可能产生不同的疗效。选择适宜的药物剂型,往往更有利于药效的发挥。剂型的重要性主要体现在以下几方面:

1. 剂型与药理作用　剂型可改变药物的作用性质。多数药物改变剂型后作用的性质不变,但有些药物改变剂型,药理作用的性质发生了改变。如,硫酸镁口服剂型用做泻下药,但5%注射液静脉滴注,能抑制大脑中枢神经,有镇静、镇痉作用。

2. 剂型与药物的作用速度　剂型可调节药物的作用速度。例如,注射剂、吸入气雾剂等,起效快,常用于急救;丸剂、缓控释制剂、植入剂等作用缓慢,属长效制剂。

3. 剂型与药物的毒副作用　剂型可降低药物的毒副作用。氨茶碱治疗哮喘病效果很好,但可引起心跳加快的毒副作用,若制成栓剂则可消除这种毒副作用;缓、控释制剂能保持血药浓度平稳,避免血药浓度的峰谷现象,从而降低药物的毒副作用。

4. 剂型与疗效　剂型可提高药物治疗效果。含微粒结构的静脉注射剂,如脂质体进入血液循环系统后,被网状内皮系统的巨噬细胞所吞噬,从而使药物浓集于肝、脾等器官,起到肝、脾的被动靶向作用,相对于普通制剂,药物的生物利用度显著提高,疗效提高。有些固体剂型,如片剂、颗粒剂、丸剂的制备工艺不同会对药效产生显著的影响,特别是药物的晶型、粒子的大小发生变化时直接影响药物的释放,从而影响药物的治疗效果。

二、剂型的分类

目前常用的药物剂型有40余种,其分类方法有多种:

1. 按给药途径分类　该分类法将给药途径相同的剂型作为一类,与临床用药结合紧密,能反映给药途径对剂型制备的特殊要求。但分类重复、复杂化,不能反映剂型的内在特性。

给药体系		常用剂型
经胃肠道给药体系		散剂、片剂、颗粒剂、胶囊剂、口服溶液剂、乳剂、混悬剂
非胃肠道给药体系	注射给药	静脉注射、肌内注射、皮下注射、皮内注射及腔内注射等
	呼吸道给药	喷雾剂、气雾剂、粉雾剂
	皮肤给药	外用溶液剂、洗剂、搽剂、软膏剂、硬膏剂、糊剂、贴剂等
	黏膜给药	滴眼剂、滴鼻剂、眼用软膏剂、含漱剂、舌下片剂、粘贴片及贴膜剂等
	腔道给药	栓剂、气雾剂、泡腾片、滴剂及滴丸剂等

2. 按分散系统分类　此分类法,便于应用物理化学的原理来阐明各类制剂特征,但不能反映用药部位与用药方法对剂型的要求。

给药体系	药物分散状态	常用剂型
溶液型	药物以分子或离子状态(质点的直径小于1nm)分散于分散介质中所形成的均匀分散体系,也称为低分子溶液	芳香水剂、溶液剂、糖浆剂甘油剂、醑剂、注射剂等
胶体溶液型	主要以高分子(质点的直径在1~100nm)分散在分散介质中所形成的均匀分散体系,也称高分子溶液	胶浆剂、火棉胶剂、涂膜剂
乳剂型	油类药物或药物油溶液以液滴状态分散在分散介质中所形成的非均匀分散体系	口服乳剂、静脉注射乳剂、部分搽剂等
混悬型	固体药物以微粒状态分散在分散介质中所形成的非均匀分散体系	合剂、洗剂、混悬剂等
气体分散型	液体或固体药物以微粒状态分散在气体分散介质中所形成的分散体系	气雾剂
微粒分散型	药物以不同大小微粒呈液体或固体状态分散	微球制剂、微囊制剂、纳米囊制剂等
固体分散型	固体药物以聚集体状态存在的分散体系	片剂、散剂、颗粒剂、胶囊剂、丸剂等

3. 按制法分类　这种分类法便于研究制备的共同规律,但有其局限性,不能包含全部剂型。

(1)浸出制剂:是用浸出方法制成的剂型(流浸膏剂、酊剂等)。

(2)无菌制剂:是用灭菌方法或无菌技术制成的剂型(注射剂等)。

4. 按物态分类　此分类中,形态相同的剂型,其制备工艺也比较相近,例如,制备液体剂型时多采用溶解、分散等方法;制备固体剂型多采用粉碎、混合等方法;半固体剂型多采用熔化、研和等方法。

物态	剂型
液体剂型	芳香水剂、溶液剂、注射剂、合剂、洗剂、搽剂等
气体剂型	气雾剂等
固体剂型	散剂、丸剂、片剂、膜剂等
半固体剂型	软膏剂、栓剂、糊剂等

剂型分类方法各有特点。因此,本书根据医疗、生产实践、教学等方面的长期沿用习惯,采用综合分类的方法。

三、制剂常用术语

1. 药物与药品 药物系指用于预防、治疗、诊断疾病的物质的总称,包括原料药与药品。药品一般是指以原料药经过加工制成具有一定剂型,可直接应用的成品。《中华人民共和国药品管理法》(简称《药品管理法》)附则中将药品定义为: 药品是指用于预防、治疗、诊断人的疾病,有目的地调节人的生理机能并规定有适应证或者功能主治、用法和用量的物质,包括中药材、中药饮片、中成药、化学原料药及其制剂、抗生素、生化药品、放射性药品、血清、疫苗、血液制品和诊断药品等。

2. 药剂 系指原料药经调制技术操作制得的成品。

3. 剂型 系指原料药加工制成适合于医疗或预防需要的应用形式,称为药物剂型,简称剂型。如复方丹参片即为"片剂"剂型,六味地黄丸即为"丸剂"剂型。目前常用的中药剂型有胶囊剂、汤剂、胶剂、丹剂、散剂、丸剂、片剂、煎膏剂、注射剂、气雾剂等40多种。

4. 制剂 系指根据国家药品标准、制剂规范等规定的处方,将原料药物加工制成具有一定规格的药剂。它可以直接用于临床,如双黄连注射剂。制剂主要在药厂生产,医院制剂室也生产部分。凡研究制剂的生产工艺和理论的学科,称为制剂学。以中药材为原料制成的制剂称为中药制剂。

5. 调剂 系指根据医师处方,专为某一患者配制,并规定有用法用量的药剂。调剂一般在医院的药房中进行。凡研究药剂调配、服用等有关理论、原则和技术的学科称为调剂学。

6. 中成药 系指在中医药理论指导下,以中药材为原料,根据疗效确切、应用广泛的处方而大量生产的制剂。中成药一般具有特有的名称,并标明功能主治、用法用量和规格。

7. 辅料 系指生产药品和调配处方时所用的赋形剂和附加剂。

8. 新药 2001年9月15日国务院新颁布施行的《中华人民共和国药品管理法实施条例》对新药做出了权威性界定:"新药,是指未曾在中国境内上市销售的药品"。

9. 标准操作规程(SOP) 经批准用以指导制剂生产操作的通用性文件或管理办法。

10. 有效期 药物在室温下降解10%所需的时间。

11. 药品批准文号 国家批准药厂生产该药品的文号。批准文号的格式: 国药准字+字母+8位数字。化学药品字母为H; 中药字母为Z; 生物制品字母为S; 进口分包装药品字母为J。如: 国药准字H11023262、国药准字Z20061204。

12. 批 在规定限度内具有同一性质和质量,并在同一连续生产周期中生产出来的一定数量的药品为一批。

13. 批号 用于识别"批"的一组数字或字母加数字,用以追溯和审查该批药品的生产历史。

第三节　剂型选择原则

一、根据防病治病的需要选择

病有缓急,人有老幼,不同情况对剂型的要求亦各不相同。急症用药宜速,可采用注射剂、汤剂、气雾剂、栓剂、微型灌肠剂等,如出血、休克、中毒等急救治疗用药,通常应选择注射剂型;慢性病用药宜和缓、持久,常用丸剂、片剂、内服膏剂、混悬剂或其他长效制剂;皮肤病多用软膏、硬膏、糊剂、涂膜剂、洗剂等外用;某些腔道疾病,如痔疮、瘘管、阴道炎等可以用栓剂、条剂、酊剂等以局部给药。

剂型不同,其载药量、释放药物成分的条件、数量、方式均不一致,在体内运转过程亦不同。应根据临床需要,来制成恰当制剂形式。

二、根据药物本身的理化性质与稳定性选择

药物制剂一般由多种成分组成,每种成分性质各异。尤其是溶解性、化学稳定性,在体内运转过程及其吸收、代谢、分布、排泄情况皆不相同。而制剂的剂型对复方制剂稳定性、溶解性、体内运转过程及吸收、代谢、分布、排泄又有直接的影响。所以不同处方、不同药物、不同的有效成分应做成各自相宜的剂型。剂型对药物成分的稳定影响很大。在研制新制剂或改变剂型时,首先应分析处方,查阅每种成分的理化性质,选择可能的剂型,拟定设计方案,再进行预实验,最后确定适宜的剂型。切忌先主观决定剂型,后进行工艺研究。

三、根据"五方便"的要求选择

剂型选择应考虑制剂工业化生产的可行性及难易性。剂型不同,所采取工艺路线及条件、所用设备和所处生产环境要求不同。其配制方法、辅料的加入程序都十分重要。方法应尽量简便,辅料应尽可能少加(包括加入的种类和用量)。制备过程中的每一步都应综合考虑生产厂房、设备、技术、工人素质等条件。

此外,药物制剂设计还应综合考虑生产、使用、携带、贮存、运输"五方便"的原则。

第四节　药品标准与药品管理法规

一、药品标准

我国药品标准包括《中华人民共和国药典》(简称《中国药典》)、《中华人民共和国卫生部药品标准》(简称《部颁药品标准》)。1998年《部颁药品标准》更名为国家药品监督管理

总局(现更名为国家食品药品监督管理总局)药品标准(简称《局颁药品标准》)。

中药药剂工作必须遵从各种药品管理法规、《中国药典》和《局颁药品标准》,也应遵从制剂规范与处方等文件,以保证药剂工作质量,使临床用药安全、有效。

（一）药典

1. 药典的概念　药典是一个国家规定药品质量规格、标准的最高法典。由国家组织药典委员会编纂,并由政府颁布施行,具有法律的约束力。药典中收载药效确切、毒副作用小、质量稳定的常用药物及其制剂,规定其质量标准,并注明适应证或功能主治、用法用量等,作为药品生产、检验的依据。药典在一定程度上反映了这个国家药品生产、医疗和科学技术水平,同时在保证人民用药安全有效,促进药物研究和生产上发挥了重要作用。

2.《中国药典》的发展简况　我国是世界上最早颁布全国性药典的国家,早在唐显庆四年(公元659年)就颁布了《新修本草》,又称《唐本草》,这是我国最早的药典,也是世界上最早出现的一部全国性药典,比欧洲1498年出版的地方性药典《佛洛伦斯药典》早800多年,比欧洲第一部全国性药典《法国药典》早1100年。《太平惠民和剂局方》是我国第一部官方颁布的成方规范,也具有药典的性质。

1930年国民党政府卫生署编纂了《中华药典》,此版药典完全参考英、美国家药典,规定的药品标准不适合当时的国情,药学工作者无法遵守,而且该药典出版后一直未修订过。

中华人民共和国成立后即开展了《中国药典》的编纂工作,至今已颁布了十版,即1953年版、1963年版、1977年版、1985年版、1990年版、1995年版、2000年版、2005年版、2010年版以及2015年版。其中1953年版只有一部;从1963年版开始至2000年版均分为两部,一部收载药材、中药成方及单味制剂,二部收载化学药品、抗生素、生化药品、放射性药品、生物制品及药用辅料等;从2005年版起分为三部,一部收载药材及饮片、植物油脂和提取物、成方制剂和单味制剂等,二部收载化学药品、抗生素、生化药品、放射性药品及药用辅料等,三部收载生物制品,首次将《中国生物制品规程》并入药典。每版药典均在前一版药典的基础上,内容和标准上都有所修改和提高。2015年版在以前三部的基础上,增加了第四部,其主要内容包括制剂通则、辅料等。

3. 其他国家药典　世界上许多国家颁布了自己的药典,此外还有国际和区域性药典,常用的有《美国药典》(简称U.S.P)、《英国药典》(简称B.P)、《日本药局方》(简称J.P)、《国际药典》(简称Ph.Int)。

（二）其他药品标准

其他药品标准主要为《局颁药品标准》。由药典委员会编纂,国家食品药品监督管理总局颁布施行。《局颁药品标准》收载范围:

1. 国家食品药品监督管理总局审批的国内创新的品种,国内生产的新药以及放射性药品、麻醉药品、中药人工合成品、避孕药品等。

2. 前版药典收载,而现行版未列入的疗效肯定,国内几省仍在生产、使用并需要修订标准的药品。

3. 疗效肯定,但质量标准需进一步改进的新药。

二、药品管理法规

(一)药品生产质量管理规范

《药品生产质量管理规范》(good manufacturing practice of drug, GMP)系指药品生产过程中,用科学、合理、规范化的条件和方法来保证生产优良药品的一整套系统科学的管理规范,是药品生产和管理的基本准则。适用于药物制剂生产的全过程和原料药生产中影响成品质量的关键工序,也是新建、改建和扩建医药企业的依据。我国于1982年由中国医药工业公司颁发了《药品生产管理规范(试行本)》,这是我国医药工业第一次试行的GMP。试行后进行了不断修订和完善,2011年,SFDA最终修订并颁布了《药品生产质量管理规范(2010年修订)》,共14章313条,规定自2011年3月1日起全面施行。同时于2011年2月印发药品GMP的附录,对无菌药品、非无菌药品、原料药、生物制品、放射性药品、中药制剂等的生产和质量管理的特殊要求予以补充规定。

GMP的检查对象是:①人;②生产环境;③制剂生产的全过程。其三大要素是:①人为产生的错误减小到最低;②防止对医药品的污染和低质量医药品的产生;③保证产品高质量的系统设计。

为加强对药品生产企业的监督管理,我国组织实施了GMP的认证工作。SFDA于2011年1月发布了《药品生产质量管理规范认证管理办法》(《药品GMP认证办法》),自2011年3月1日起实施。按规定,今后所有生产药品的企业(车间)必须通过GMP认证。推行GMP是保证人民用药安全有效的重要保证,是国际贸易药品质量认证体制的重要内容,同时也是与国际认证机构开展双边、多边认证合作的基础。

(二)药物非临床研究质量管理规范

《药品非临床研究质量管理规范》(good laboratory practice of drug, GLP)系指对从事实验研究的规划设计、执行措施、管理监督、记录报告、实验室的组织管理,工作方法和有关条件提出的法规性文件。我国的GLP于1999年发布并于1999年11月1日起试行,并于2003年6月4日经SFDA局务会审议通过,自2003年9月1日起施行。

GLP实施的主要目的:①严格控制各种可能影响试验结果的主客观因素,尽可能减少试验误差,确保新药安全性评价的科学性和可靠性;②使我国新药研究的安全性试验符合国际上公认的标准。

GLP主要应用于药品的安全性试验中,主要包括:急性毒性、亚急性毒性、慢性毒性、生殖毒性、致突变性、致癌性、刺激性、药物依赖性和抗原性等方面。

GLP的组织系统主要有:有关毒理学研究的各种功能性实验室(病理、生理、生化药理及特殊毒理研究室)、实验动物中心、资料和档案的管理和质量保证部门等。

(三)药品注册管理办法

药品注册系指SFDA根据药品注册申请人的申请,依照法定程序,对拟上市销售的药品的安全性、有效性、质量可控性等进行审查,并决定是否同意其申请的审批过程。我国于2002年12月1日起施行《药品注册管理办法(试行)》,并于2005年5月1日和2007年10月1日两次实施了新的《药品注册管理办法》。药品注册申请分为:新药申请、仿制药申请、进口药品申请及其补充申请和再注册申请。我国药品注册管理日益和国际接轨,有利于新药研究与开发。

（四）中华人民共和国药品管理法

1984年9月20日第六届全国人民代表大会常务委员会第七次会议审议通过了我国第一部《中华人民共和国药品管理法》（简称《药品管理法》），自1985年7月1日起施行。《药品管理法》实施后，在加强药品监督管理、打击制售假劣药品行为、保证人民用药安全有效方面发挥了十分重要的作用。但是，随着我国市场经济体制的推行和加入世贸组织（WTO），原来的《药品管理法》已不能完全适应现实需要，故2001年2月28日第九届全国人民代表大会常务委员会第七次会议进行修订，其后，随着我国社会经济的发展，国家又两次进行了修正，最近的一次修正是2015年4月24日。

第二章 提高药物制剂卫生质量的常用技术

第一节 概 述

一、药物制剂卫生的含义与重要性

药品是直接用于预防、诊断、治疗疾病,恢复、调整机体功能的特殊制品,其质量优劣直接关系到人体的健康与生命的安危。药品不仅要有确切的疗效,而且还必须使用安全方便、质量稳定可靠。药品一旦受到微生物的污染,在一定适宜的条件下微生物就会大量生长繁殖,从而导致药品变质、腐败、疗效降低或失效,甚至可能产生对人体有害的物质,因此,严格的药品卫生标准是判断药品质量优劣的重要指标,而采取有效的制药卫生措施则是确保药品优质的重要因素。

随着社会的进步与发展,人们更加重视药品的卫生标准,制药工业的现代化也对制药卫生提出了更高的要求,强化制药卫生意识,在药品生产过程中的每一个环节都十分注意制药卫生的问题,就显得尤为重要。不同的药物,不同的剂型,不同的给药途径,其相应的卫生标准也有差异,如直接注入机体或用于创口、眼部或外科手术的注射剂、眼用溶液剂、止血剂等药品,不得含有任何活的微生物;口服给药的合剂、糖浆剂、颗粒剂、片剂、丸剂和皮肤给药的软膏剂、糊剂、擦剂、洗剂等药品,虽然不一定要求完全无微生物,但不得含有致病的微生物,对含微生物的数量也有一定的限度要求。由此可见,在药品生产过程中,必须根据药物和剂型的种类、卫生标准的具体要求,有针对性地采取制药卫生措施,以确保药品质量。

制药卫生是药品生产过程中所采取的各种防止微生物污染的措施。中药制剂多由药材提取分离制成,甚至有的制剂中还含有药材原粉,成品中容易出现微生物污染、滋生、繁殖。研究如何更好地防止生产过程中微生物的污染,如何更有效地抑制微生物在成品中的生长、繁殖、杀灭或除去药品中的微生物,对于提高中药制剂质量,保证药品疗效有着重要意义。

制药卫生是药品生产管理的一项重要内容,涉及药品生产的全过程。在药品生产的各个环节,强化制药卫生的管理,落实各项制药卫生的措施,是确保药品质量的重要手段,也是实施《药品生产质量管理规范》的具体要求。

引起药剂质量发生变化的原因主要有药物自身理化性质不稳定及药物的微生物污染两个重要的原因,而药物制剂被污染后会引起一系列的问题(如澄明度、热原等),严重的影响产品质量的。见表2-1。

表2-1 药物制剂被污染后造成的质量影响

编号	污染的后果	举例
1	物理性状改变	液体制剂澄明度
2	有效成分破坏	生物碱提供某些微生物的氮源与碳源
3	产生有害毒素	油发酵产生丙烯醛
4	致敏	热原
5	产生微粒(直径<50μm)物质	脉管炎、血栓、肉芽肿

二、非无菌药品微生物限度标准与检验方法

为了确保药品临床应用的安全有效,国家卫生部于1978年颁布了《药品卫生标准》,其后根据我国的国情与药品生产的实际水平,于1986年和1989年又作了相应的修改和补充说明。《药品卫生标准》及其补充说明对各类药品卫生标准的限度作了具体的规定。《中国药典》2015年版附录1100生物检查法对各类非无菌药品的微生物限度标准有明确规定。原料药、药物制剂微生物限度要求见表2-2~表2-5。

表2-2 非无菌化学药品制剂、生物制品制剂、不含药材原粉的中药制剂的微生物限度标准

给药途径	需氧菌总数 (cfu/g、cfu/ml或 cfu/10cm^2)	霉菌和酵母菌总数 (cfu/g、cfu/ml或 cfu/10cm^2)	控制菌
口服给药[①] 固体制剂 液体制剂	 10^3 10^2	 10^2 10^1	不得检出大肠埃希菌(1g或1ml);含脏器提取物的制剂还不得检出沙门菌(10g或10ml)
口腔黏膜给药制剂 齿龈给药制剂 鼻用制剂	10^2	10^1	不得检出大肠埃希菌、金黄色葡萄球菌、铜绿假单胞菌(1g、1ml或10cm^2)
耳用制剂 皮肤给药制剂	10^2	10^1	不得检出金黄色葡萄球菌、铜绿假单胞菌(1g、1ml或10cm^2)
呼吸道吸入给药制剂	10^2	10^1	不得检出大肠埃希菌、金黄色葡萄球菌、铜绿假单胞菌、耐胆盐革兰阴性菌(1g或1ml)
阴道、尿道给药制剂	10^2	10^1	不得检出金黄色葡萄球菌、铜绿假单胞菌、白色念珠菌(1g、1ml或10cm^2);中药制剂还不得检出梭菌(1g、1ml或10cm^2)

续表

给药途径	需氧菌总数 （cfu/g、cfu/ml或 cfu/10cm²）	霉菌和酵母菌总数 （cfu/g、cfu/ml或 cfu/10cm²）	控制菌
直肠给药			不得检出金黄色葡萄球菌、铜绿假单胞
固体制剂	10^3	10^2	菌（1g或1ml）
液体制剂	10^2	10^2	
其他局部给药制剂	10^2	10^2	不得检出金黄色葡萄球菌、铜绿假单胞 菌（1g、1ml或10cm²）

注：①化学药品制剂和生物制品制剂若含有未经提取的动植物来源的成分及矿物质，还不得检出沙门菌（10g或10ml）。

表2-3　非无菌含药材原粉的中药制剂的微生物限度标准

给药途径	需氧菌总数 （cfu/g、cfu/ml或 cfu/10cm²）	霉菌和酵母菌总数 （cfu/g、cfu/ml或 cfu/10cm²）	控制菌
固体口服给药制剂			不得检出大肠埃希菌（1g）；
不含豆豉、神曲等发酵原粉	10^4（丸剂$3×10^4$）	10^2	不得检出沙门菌（10g）；耐
含豆豉、神曲等发酵原粉	10^5	$5×10^2$	胆盐革兰阴性菌应小于 10^2cfu（1g）
液体口服给药制剂			不得检出大肠埃希菌（1ml）；
不含豆豉、神曲等发酵原粉	$5×10^2$	10^2	不得检出沙门菌（10ml）；
含豆豉、神曲等发酵原粉	10^3	10^2	耐胆盐革兰阴性菌应小于 10^1cfu（1ml）
固体局部给药制剂			不得检出金黄色葡萄球菌、
用于表皮或黏膜不完整	10^3	10^2	铜绿假单胞菌（1g或10cm²）；
用于表皮或黏膜完整	10^4	10^2	阴道、尿道给药制剂还不得 检出白色念珠菌、梭菌（1g 或10cm²）
液体局部给药制剂			不得检出金黄色葡萄球菌、
用于表皮或黏膜不完整	10^2	10^2	铜绿假单胞菌（1ml）；阴
用于表皮或黏膜完整	10^2	10^2	道、尿道给药制剂还不得检 出白色念珠菌、梭菌（1ml）

表2-4　非无菌药用原料及辅料的微生物限度标准

	需氧菌总数 （cfu/g、cfu/ml或cfu/10cm²）	霉菌和酵母菌总数 （cfu/g、cfu/ml或cfu/10cm²）	控制菌
药用原料及辅料	10^3	10^2	*

表2-5 中药提取物及中药饮片的微生物限度标准

	需氧菌总数（cfu/g、cfu/ml或cfu/10cm²）	霉菌和酵母菌总数（cfu/g、cfu/ml或cfu/10cm²）	控制菌
中药提取物	10^3	10^2	*
研粉口服用贵细饮片、直接口服及泡服饮片	*	*	不得检出沙门菌（10g）；耐胆盐革兰阴性菌应小于10^4cfu（1g）

*未做统一规定。

三、预防中药制剂污染的措施

药品生产过程中微生物污染的原因极其复杂，为预防微生物的污染，确保中药制剂符合《药品卫生标准》的要求，必须针对微生物污染的原因，采取积极的防菌、灭菌措施。一般来说，中药制剂的微生物污染主要来源于原辅料、包装材料、生产过程和贮藏过程。

（一）原辅料和包装材料的选择与处理

中药制剂的原料主要是植物的根、根茎、叶、花、果实和动物组织或其脏器等。中药材不仅本身带有大量的微生物、虫卵及杂质，而且在采集、贮藏、运输过程中还会受到各种污染，如制备含有生药原粉的制剂，肯定会带来中药制剂微生物污染的问题，应当对中药材进行洁净处理，以避免或减少微生物的污染。

原中药的洁净处理，应根据中药不同的性质，分别采取适当的方法。一般耐热而质地坚硬的中药，可采用水洗、流通蒸汽灭菌、干燥的综合处理方法；对含热敏性成分的中药，可采用酒精喷洒或熏蒸，也可采用环氧乙烷气体灭菌或γ射线辐射灭菌的方法处理，这些方法不影响中药的外观和有效成分含量，杀灭微生物的效果良好。当然，原中药在生长、采收、加工、炮制、运输和贮藏各个环节均应有适当的卫生措施，使其保持较好的洁净状态。

中药制剂制备过程中常会使用各种辅料。如用作洗涤和溶剂的水，有饮用水、去离子水、蒸馏水、注射用水，都应有相应的质量标准。饮用水应符合卫生部生活饮用水标准，去离子水、蒸馏水、注射用水应符合《中国药典》标准，其他来源的天然水因含有各种微生物或杂质，不经处理不能作为药剂用水使用。又如蜂蜜、蔗糖、淀粉、糊精等辅料，也可能含有一定数量的微生物，使用前应严格按标准进行选择并作适当处理，以防止微生物带入制剂。

中药制剂的包装材料，种类众多，材料的性质各异，包括容器、盖子、塞子以及容器内的填充物，分别由金属、橡胶、塑料、玻璃、棉花及纸质材料构成，它们一般与药品直接接触，如果包装材料本身的质量不佳或者保管不当，均有污染微生物的可能，也会造成中药制剂的污染，因此，应采用适当的方法清洗、洁净，并作相应的灭菌处理。

（二）生产过程与贮藏过程的控制

中药制剂在生产过程中，可能因环境空气、设备用具以及操作人员的原因，而产生药品被微生物污染的问题。控制生产过程的污染应从以下几个方面考虑，并采取相应的预防措施。

1. 环境卫生和空气的净化 空气中的微生物来自土壤、人和动物的体表及其排泄物，不洁的环境使空气中含有大量的微生物,从而污染药物原辅料、制药用具和设备,最终导致中药制剂的污染。因此,药品生产车间的环境卫生和空气净化必须引起重视,生产区周围应无露土地面和污染源,对不同制剂的生产厂房应根据《药品生产质量管理规范》所规定的要求,达到相应的洁净级别,尘埃粒数和菌落数应控制在限度范围内。

2. 制药设备和用具的处理　制药设备与用具,如粉碎机、搅拌机、制粒机、压片机、填装机以及盛装容器等,一般直接同药物接触,其表面带有的微生物,会直接污染药品。因此,制药设备和用具,必须采用适当的方法,及时进行洁净与灭菌处理。制药设备和用具使用后,也应尽快清洗干净,保持洁净和干燥状态。必要时,临用前还应消毒灭菌。

3. 操作人员的卫生管理　药品生产过程中,操作人员是最主要的微生物污染源。人体的外表皮肤、毛发及鞋、帽和衣物都带有一些微生物,有时还带有一些致病菌,这均可能给药品生产造成污染。为防止污染,操作人员必须注意个人卫生,严格执行卫生管理制度,穿戴专用的工作衣物,并定时换洗。同时应按《药品生产质量管理规范》的要求,定期对药品生产的操作人员进行健康检查,进行相关的职业道德、个人卫生管理的教育。

药品贮藏过程中,除了在搬运和贮藏时应注意防止由于包装材料的破损而引起微生物再次污染外,主要是控制微生物在制剂中的生长繁殖。因为,除灭菌和无菌制剂外,各种口服制剂或外用制剂往往带有一定数量的微生物,外界的温度、湿度等条件适宜时,微生物就容易生长和繁殖。为保证中药制剂在贮藏过程中不变质,应重视各项防腐措施的落实,并注意将药品贮藏于阴凉、干燥处。

第二节　灭　菌　技　术

采用灭菌与无菌技术的主要目的是:杀灭或除去所有微生物繁殖体和芽孢,最大限度地提高药物制剂的安全性,保护制剂的稳定性,保证制剂的临床疗效。因此,研究、选择有效的灭菌方法,对保证产品质量具有重要意义。

药物制剂中灭菌法可分为三大类,即物理灭菌法、化学灭菌法、无菌操作法。

一、物理灭菌法

利用蛋白质与核酸具有遇热、射线不稳定的特性,采用加热、射线和滤过方法,杀灭或除去微生物的技术称为物理灭菌法,亦称物理灭菌技术。该技术包括干热灭菌法、湿热灭菌法、滤过灭菌法和射线灭菌法。

1. 干热灭菌法　系指在干燥环境中进行灭菌的技术,其中包括火焰灭菌法和干热空气灭菌法。

(1)火焰灭菌法:系指用火焰直接灼烧灭菌的方法。该法灭菌迅速、可靠、简便,适用于耐火焰材质(如金属、玻璃及瓷器等)的物品与用具的灭菌,不适合药品的灭菌。

(2)干热空气灭菌法:系指用高温干热空气灭菌的方法。该法适用于耐高温的玻璃和金属制品以及不允许湿气穿透的油脂类(如油脂性软膏基质、注射用油等)和耐高温的粉末化学药品的灭菌,不适于橡胶、塑料及大部分药品的灭菌。

在干燥状态下,由于热穿透力较差,微生物的耐热性较强,必须长时间受高热作用才能达到灭菌的目的。因此,干热空气灭菌法采用的温度一般比湿热灭菌法高。为了确保灭菌效果,一般规定为:135~145℃灭菌3~5小时;160~170℃灭菌2~4小时;180~200℃灭菌0.5~1小时。这只是一般的标准,必须通过实验,在保证完全同时对灭菌物品无损害的前提下,制定对该物品的干热灭菌条件。时间必须由灭菌物品全部达到特定温度时计算。

2. 湿热灭菌法　系指用饱和蒸汽、沸水或流通蒸汽进行灭菌的方法。由于蒸汽潜热大,穿透力强,容易使蛋白质变性或凝固,因此该法的灭菌效率比干热灭菌法高,是药物制剂生产过程中最常用的方法。湿热灭菌法可分类为:热压灭菌法、流通蒸汽灭菌法、煮沸灭菌法和低温间歇灭菌法。

（1）热压灭菌法:系指用高压饱和水蒸汽加热杀灭微生物的方法。该法具有很强的灭菌效果,灭菌可靠,能杀灭所有细菌繁殖体和芽孢,适用于耐高温和耐高压蒸汽的所有药物制剂、玻璃容器、金属容器、瓷器、橡胶塞、滤膜滤过器等,是制备输液灭菌时的常用方法。

在一般情况下,热压灭菌所需的温度(蒸汽表压)与时间的关系为:115℃（67kPa）、30分钟;121℃（97kPa）、20分钟;126℃（135kPa）、15分钟。在特殊情况下,可通过实验确认合适的灭菌温度和时间。热压灭菌设备种类很多,有手提式热压灭菌器、卧式热压灭菌柜、隧道式热压灭菌柜、水封式热压灭菌塔等。

卧式热压灭菌柜是一种常用的大型灭菌设备,该设备全部采用合金制成,具有耐高压性能,带有夹套的灭菌柜内备有带轨道的格车。压力表和温度表置于灭菌柜顶部,两压力表分别指示夹套内和柜内蒸汽压力,两表中间为温度表。灭菌柜顶部安有排气阀,以便开始通入加热蒸汽时排尽不凝性气体。

热压灭菌基本程序为装瓶、升温进蒸汽置换空气、灭菌、排气、冷却、卸瓶。

1）装瓶:灭菌时不可将输液瓶横卧或倒置;也不可将瓶子直接叠放,否则不但影响蒸汽流通,而且使铝盖受压松动,造成灭菌不彻底或漏气。灭菌物堆放的数量、位置、方向及搁架设计均对灭菌效果有影响,每一种产品生产前均应试验、验证灭菌条件,生产中不能随意更改装瓶条件,否则将影响灭菌效果。

2）注射剂灭菌周期分三个阶段:升温阶段,保温灭菌阶段,排气冷却阶段。①升温阶段:生产中,均需要有一定的升温预热时间,灭菌时间从药液真正达到所要求的温度算起。升温是与排除灭菌柜内空气同时进行的,可先用流通蒸汽或真空法排除灭菌柜内空气。②保温灭菌阶段:当产品温度达到预定值时,此时开始保温并计算灭菌时间。以往所用的121℃,30分钟等灭菌条件只是半定量概念,因温度在保温灭菌时间内会上下变化,F_0值使蒸汽灭菌效果的评价成为一种定量标准。目前,国内药厂已逐渐采用灭菌自动控制系统,用自动记录仪表监视和调节灭菌过程中的温度和时间。③排气与冷却阶段:灭菌完毕后,关闭蒸汽阀,停止加热,渐开排气阀,使表压下降为零。稍稍打开灭菌柜,10~15分钟后全部打开。为加快灭菌周期,此时可对灭菌物喷雾冷却水。冷却水的无菌要求作为注射剂质量的一项保证措施,已受到重视。为了使灭菌物不被破坏,灭菌的预热升温及冷却过程要尽量缩短。

3）影响湿热灭菌的主要因素有:①蒸汽性质:蒸汽有饱和蒸汽、湿饱和蒸汽和过热蒸汽。饱和蒸汽热含量较高,热穿透力较强,灭菌效率高;湿饱和蒸汽因含有水分,热含量较低,热穿透力较差,灭菌效率较低;过热蒸汽温度高于饱和蒸汽,但穿透力差,灭菌效率低,且易引起药品的不稳定性。因此,热压灭菌应采用饱和蒸汽。②灭菌的温度与时间:一般而言,灭菌温度愈高,灭菌时间愈长,药品被破坏的可能性愈大。因此,在设计灭菌温度和灭菌时间时必须考虑药品的稳定性,即在达到有效灭菌的前提下,尽可能降低灭菌温度和缩短灭菌时间。③微生物的种类与数量:微生物的种类不同,耐热、耐压性能存在很大差异,不同发育阶段对热、压的抵抗力不同,其耐热、压的次序为芽孢>繁殖体>衰老体。微生物数量愈少,所需灭菌时间愈短,所以在生产过程中应竭力避免污染的机会。④药液的性质:药液的pH值对微生物的生长和活力具有较大影响。一般情况下,在中性环境微生物的耐热性最强,碱性环境次之,酸性环境则不利于微生物的生长发育。药液中的营养成分愈丰富(如含糖类、蛋白质等),微生物的抗热性愈强,应适当提高灭菌温度或延长灭菌时间。

(2)流通蒸汽灭菌法:系指在常压下,采用100℃流通蒸汽加热杀灭微生物的方法。灭菌时间通常为30~60分钟。该法适用于消毒及不耐高热制剂的灭菌。操作方便,不需要特殊的设备,对繁殖期的细菌可以达到灭菌效果,但不能保证杀灭所有的芽孢,是非可靠的灭菌法,故在制备过程中要采用避菌操作尽可能避免细菌污染。

(3)煮沸灭菌法:系指将待灭菌物置沸水中加热灭菌的方法。煮沸时间通常为30~60分钟。该法灭菌效果较差,常用于注射器、注射针等器皿的消毒。必要时可加入适量的抑菌剂,如三氯叔丁醇(氯丁醇chlorobutanol)、甲酚(煤酚cresol)、氯甲酚等,以提高灭菌效果。

(4)低温间歇灭菌法:系指将待灭菌物置60~80℃的水或流通蒸汽中加热60分钟,杀灭微生物繁殖体后,在室温条件下放置24小时,让待灭菌物中的芽孢发育成繁殖体,再次加热灭菌、放置,反复多次,直至杀灭所有芽孢。该法适合于不耐高温、热敏感物料和制剂的灭菌。其缺点是费时、工效低、灭菌效果差,加入适量抑菌剂可提高灭菌效率。

3. 滤过除菌法 系利用细菌不能通过致密具孔滤材的原理以除去气体或液体中微生物的方法。该法属于机械除菌方法,该机械称为除菌滤过器。

该法适合于对热不稳定的药物溶液、气体、水等物品的灭菌。灭菌用滤过器应有较高的滤过效率,能有效地除尽物料中的微生物,滤材与滤液中的成分不发生相互交换,滤器易清洗,操作方便等。

除菌滤过器采用孔径分布均匀的微孔滤膜作过滤材料,微孔滤膜分亲水性和疏水性两种。滤膜材质依过滤物品的性质及过滤目的而定。药品生产中采用的除菌滤膜孔径一般不超过0.22μm。滤过灭菌应在无菌条件下进行操作,为了保证产品的无菌,必须对滤过过程进行无菌检测。

4. 射线灭菌法 系指采用辐射、微波和紫外线杀灭微生物和芽孢的方法。

(1)辐射灭菌法:系指采用放射性同位素(^{60}Co和^{137}Cs)放射的γ射线杀灭微生物和芽孢的方法,辐射灭菌剂量一般为$2.5×10^4$Gy(戈瑞)。本法适合于热敏物料和制剂的灭菌,常用于维生素、抗生素、激素、生物制品、中药材和中药制剂、医疗器械、药用包装材料及药用高分子材料等物质的灭菌。其特点是:不升高产品温度,穿透力强,灭菌效率高;但设备费用较高,对操作人员存在潜在的危险性,对某些药物(特别是溶液型)可能产生药效降低或产生毒性物质和发热物质等。因而本法必须经实验确证射线对灭菌物质无破坏作用后才可以采用。

(2)微波灭菌法:采用微波(频率为300MHz~300kMHz)照射产生的热能杀灭微生物和芽孢的方法。该法适合液体和固体物料的灭菌,且对固体物料具有干燥作用。但此法由于存在破损率高,灭菌不完全以及劳动保护等问题,还需进一步研究。

（3）紫外线灭菌法：系指用紫外线（能量）照射杀灭微生物和芽孢的方法。用于紫外灭菌的波长一般为200~300nm，灭菌力最强的波长为254nm。该方法属于表面灭菌。

紫外线不仅能使核酸蛋白变性，而且能使空气中氧气产生微量臭氧，而达到共同杀菌作用。灭菌效率主要取决于辐射剂量和微生物对紫外线的敏感性。繁殖期细菌对紫外线最敏感，芽孢对紫外线的耐受力比繁殖期细菌大100~1000倍。在直接暴露状态下，一般繁殖体约3~5分钟，芽孢约10分钟，即可被杀灭。

该法适合于照射物表面灭菌、无菌室内空气及纯化水的灭菌；不适合于药液的灭菌及固体物料深部的灭菌。紫外线对人体有害，照射过久易发生结膜炎、红斑及皮肤烧灼等伤害，故一般在操作前开启1~2小时，操作时关闭。

二、化学灭菌法

化学灭菌法系指用化学药品直接作用于微生物而将其杀灭的方法。

对微生物具有速杀作用的化学药品称杀菌剂，可分为气体杀菌剂和液体杀菌剂。杀菌剂仅对微生物繁殖体有效，不能杀灭芽孢。化学杀菌剂的杀灭效果主要取决于微生物的种类与数量、物体表面光洁度或多孔性以及杀菌剂的性质等。化学灭菌的目的在于减少微生物的数目，以控制一定的无菌状态。

1.气体灭菌法　系指用化学消毒剂形成的气体杀灭微生物的方法。常用的化学消毒剂有环氧乙烷、气态过氧化氢、甲醛、臭氧等。该法特别适合环境消毒以及不耐加热灭菌的医用器具、设备和设施等的消毒，亦用于粉末注射剂，不适合对产品质量有损害的情况。采用气体灭菌时，应注意灭菌气体的可燃可爆性、致畸性和残留毒性。同时应注意残留的杀菌剂与药物可能发生的相互作用。

2.药液灭菌法　系指采用杀菌剂溶液进行灭菌的方法。该法常应用于其他灭菌法的辅助措施，适合于皮肤、无菌器具和设备的消毒。常用消毒液有：75%乙醇（alcohol）、1%聚维酮碘溶液（povidoneiodine solution）、0.1%~0.2%苯扎溴铵（新洁尔灭）溶液（benzalkonium bromide solution）、酚（phenol）或甲酚溶液等。由于化学杀菌剂常施于物体表面也要注意其浓度不要过高，以防止其化学腐蚀作用。

三、热压灭菌过程、灭菌效果的验证

灭菌的可靠性靠什么来验证呢？灭菌产品在作无菌检验时，存在着抽样率与假阳性问题。任何抽样都有局限性，均存在微生物污染产品不能被抽取出来的概率。目前世界上普遍采用了无菌相对标准，如用蒸汽灭菌，能使产品中微生物污染降低百万分之一，即F_0值为8，即可视为无菌，且这一标准是可验证的。

相关概念：

1.D值　在一定温度下，杀灭被灭菌物品中90%微生物（或残存率为10%）所需的灭菌时间。一定灭菌条件下，不同微生物具有不同的D值；同一微生物在不同灭菌条件下，D值亦不相同（如含嗜热脂肪芽孢杆菌的5%葡萄糖水溶液，121℃蒸汽灭菌的D值为2.4分钟，105℃的D值为87.8分钟）。因此，D值随微生物的种类、环境和灭菌温度变化而异。

2. Z值　降低一个lgD值所需升高的温度,即灭菌时间减少到原来的1/10所需升高的温度或在相同灭菌时间内,杀灭99%的微生物所需提高的温度。

3. F值　在一定灭菌温度(T)下给定的Z值所产生的灭菌效果与在参比温度(T_0)下给定的Z值所产生的灭菌效果相同时所相当的时间(equivalent time)。F值常用于干热灭菌,以分钟为单位。

4. F_0值　在一定灭菌温度(T)、Z值为10℃所产生的灭菌效果与121℃、Z值为10℃所产生的灭菌效果相同时所相当的时间(分钟)。F_0值目前仅限于热压灭菌。

由于F_0值是将不同灭菌温度计算到相当于热压灭菌时的灭菌效力,故F_0值可作为灭菌过程的比较参数,对灭菌过程的设计及验证灭菌效果极为有用。

目前,注射剂生产中,已用热电偶自动测定灭菌柜内温度,连接计算机自动显示每单位时间内温度的变化并加以记录与计算。如果不同批次的同一药液由于各种原因,导致了升温的差异,此时,F_0值显示未达到规定值,灭菌时间可自动延长,直到达到预期的时间为止。故F_0值对验证灭菌过程、保证灭菌效果具重要意义。

(1)影响F_0值的因素主要有:①容器大小、形状及热穿透性等。②灭菌产品溶液性质、容器充填量等。③容器在灭菌器内的数量及分布等。该项因素在生产过程中影响最大,故必须注意灭菌器内各层、四角、中间位置热分布是否均匀,并根据实际测定数据,进行合理排布。

(2)测定F_0值时应注意的问题:①选择灵敏度高,重现性好,使用精密度为0.1℃的热电偶,并对其进行校正。②灭菌时应将热电偶的探针置于被测样品的内部,经灭菌器通向灭菌柜外的温度记录仪(一般附有F_0显示器)。③对灭菌工艺和灭菌器进行验证,灭菌器内热分布应均匀,重视性好。

为了确保灭菌效果,应严格控制原辅料质量和环境条件,尽量减少微生物的污染,采取各种有效措施使每一容器的含菌数控制一定水平以下(一般含菌数为10以下,即$lgN_t<1$);计算、设置F_0值时,应适当考虑增加安全系数,一般增加理论值的50%,即规定F_0值为8分钟,实际操作应控制在12分钟。

第三节　滤　过　技　术

一、概述

过滤系指使固液混合物通过多孔性介质,使固体沉积或截留在多孔性介质上,而使液体通过,从而达到固-液分离的操作。

(一)过滤机理与影响因素

1. 过滤机理　根据固体粒子在滤材中被截留的方式不同,将过滤过程分类为介质过滤和滤饼过滤。

(1)介质过滤:系指药液通过过滤介质时固体粒子被过滤介质截留而达到固液分离的操作。介质过滤又分为表面过滤和深层过滤。介质过滤的机理有:①表面(筛析)截留作用即表面过滤;②深层截留作用:分离过程发生在介质的"内部",固体粒子通过过滤介质内部

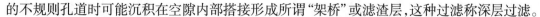

的不规则孔道时可能沉积在空隙内部搭接形成所谓"架桥"或滤渣层,这种过滤称深层过滤。

（2）滤饼过滤:固体粒子聚集在过滤介质表面之上,过滤的截留作用主要由所沉积的滤饼起作用,这种过滤叫滤饼过滤。

2. 过滤的影响因素 将滤渣层中的间隙假定为均匀的毛细管束,那么液体的流动遵循Poiseuille公式。

为了提高过滤效率,以防止孔隙被堵塞,保持一定孔隙率,减少阻力,可使用助滤剂,助滤剂是一种特殊形式的过滤介质,具有多孔性、不可压缩性,在其表面可形成微细的表面沉淀物,阻止沉淀物接触和堵塞过滤介质,从而起到助滤的作用。常用的助滤剂有纸浆、硅藻土、滑石粉、活性炭等。加入助滤剂的方法有两种:①先在滤材上铺一层助滤剂,然后开始过滤;②将助滤剂混入待滤过液中,搅拌均匀,可使部分胶体被破坏,过滤过程中形成一层较疏松的滤饼,使滤液易于通过并滤清。

二、常用过滤介质

能使工作介质通过又将其中固体颗粒或液滴截留以达到分离或净化目的的多孔物称为过滤介质。它是过滤机上关键组成部分,它决定了过滤操作的分离精度和效率也直接影响过滤机的生产强度及动力消耗。

工业上常用的过滤介质有:

（1）编织材料,由天然或合成纤维、金属丝等编织而成的滤布和滤网,是工业生产中最常用的过滤介质。此类材料价格便宜,清洗和更换方便,可截留的最小粒径为5~65μm。用聚酰胺、聚酯或聚丙烯等纤维制成的单缕滤网,质地均匀、耐腐蚀、耐疲劳,正在逐步取代其他织物滤布。

（2）多孔性固体,包括素瓷、烧结金属或玻璃,或由塑料细粉粘结而成的多孔性塑料管等。此类材料可截留的最小粒径为1~3μm,常用于处理含有少量微小颗粒的悬浮液。

（3）堆积介质,如砂、砾石、木炭和硅藻土等颗粒状物料,或玻璃棉等非编织纤维的堆积层。一般用于处理固体含量很少的悬浮液,如城市给水和待净化的糖液等。此外,工业滤纸也可与上述过滤介质合用,以拦截悬浮液中少量微细颗粒。高分子多孔膜的制造与应用有很大发展,应用于更微小的颗粒的过滤,以获得高度澄清的液体。适用于滤去0.1~1μm颗粒的膜称为微孔滤膜;适用于滤去0.01~0.1μm颗粒的膜称为超滤膜。微孔滤膜和超滤膜广泛应用于医药、食品和生物化学等工业。

三、常用滤器、特点及其注意问题

（1）砂滤棒:以SiO_2、Al_2O_3、黏土、白陶土等材料经过1000℃以上的高温焙烧成空心的滤棒。配料的粒度越细,则砂滤棒的孔隙越小,滤速也越低。砂滤棒的微孔径约为10μm左右,相同尺寸的砂滤棒依微孔径不同,可分为细、中、粗号几种规格。

国内主要产品有二种。一种是硅藻土滤棒,主要成分为SiO_2、Al_2O_3,质地较松散,一般使用于黏度高,浓度较大滤液的过滤。另一种是多孔素瓷滤棒,系白陶土烧结而成,质地致密,滤速慢,适用于低黏度液体的滤过。

将砂滤棒的接口以密封接头与真空系统连接时,置于药液中的砂滤棒即可完成过滤作用。滤液在真空作用下透过管壁,经管内空间汇集流出。

砂滤棒易于脱砂,对药液吸附性强,吸留药液多,难于清洗,且有改变药液pH值的情况,但是砂滤棒价廉易得,滤速快,适用于大生产粗滤之用。砂滤棒使用后要进行处理。

采用砂滤棒的过滤方法一般只作为不精细的过滤使用。

(2)垂熔玻璃滤器:这种滤器系用硬质玻璃细粉烧结而成。通常有垂熔玻璃漏斗、垂熔玻璃滤球和垂熔玻璃滤棒三种。规格有1~6号,3号多用于常压过滤,4号多用于减压或加压过滤,6号作无菌过滤。

垂熔玻璃滤器的特点是:①化学稳定性,除强碱与氢氟酸外几乎不受化学药品的腐蚀,对药液的pH值无影响;②过滤时无介质脱落,对药物无吸附作用;③易于清洗,可以热压灭菌。清洗时先用水抽洗,并以1%~2%硝酸钠硫酸浸泡处理。缺点是:价格较贵,脆而易破,操作压力不能超过98kPa。由于垂熔玻璃的孔径较均匀,常作为精滤或膜滤前的预滤用。

(3)微孔滤膜滤器:微孔滤膜是用高分子材料制成的薄膜过滤介质。在薄膜上分布有大量的穿透性微孔,分成多种规格。微孔滤膜的特点是:①孔径小而均匀、截留能力强,不受流体流速和压力的影响;②质地轻而薄(0.1~0.155mm)而且空隙率大,滤速快;③滤膜是一个连续的整体,过滤时无介质脱落;④不影响药液的pH值;⑤滤膜吸附性小,不滞留药液;⑥滤膜用后弃去,药液之间不会产生交叉污染。由于微孔滤膜的过滤精度高,广泛应用于注射剂生产中。但是也存在易于堵塞以及有些纤维素类滤膜稳定性不理想的缺点。微孔滤膜的种类主要有醋酸纤维素膜、硝酸纤维素膜、醋酸纤维与硝酸纤维混合酯膜、聚四氟乙烯膜、聚碳酸酯膜、聚砜膜、聚氯乙烯膜、聚丙烯膜等多种滤膜等。

微孔滤膜在医药方面的应用主要有以下几个方面:①滤除药液中污染的少量微粒,提高药剂的澄明度合格率;②用于对热敏药物的除菌过滤,可作除菌过滤用的孔径为0.22μm;③微孔滤膜针头滤器用于静脉注射,防止细菌和微粒注入人体内产生的不良反应。

四、常用过滤设备及特点

过滤设备,系指将适当的滤材应用于一个整体的设备中构成的一个单元。制药工业中的过滤设备按其操作的是否持续分为间歇式和连续式两种。

(一)板框压滤机

板框压滤机是工业生产中的实现固体、液体分离的一种间歇式压滤设备。板框压滤机由交替排列的滤板和滤框构成一组滤室。滤板的表面有沟槽,其凸出部位用以支撑滤布。滤框和滤板的边角上有通孔,组装后构成完整的通道,能通入悬浮液、洗涤水和引出滤液。板、框两侧各有把手支托在横梁上,由压紧装置压紧板、框。板、框之间的滤布起密封垫片的作用。由供料泵将悬浮液压入滤室,在滤布上形成滤渣,直至充满滤室。滤液穿过滤布并沿滤板沟槽流至板框边角通道,集中排出。过滤完毕,可通入清洗涤水洗涤滤渣。洗涤后,有时还通入压缩空气,除去剩余的洗涤液。随后打开压滤机卸除滤渣,清洗滤布,重新压紧板、框,开始下一工作循环。

(二)转筒真空过滤机

转筒真空过滤机是一种连续操作的吸滤设备。设备的主体为一个能转动的水平圆筒,其表面有一层金属网,网上覆盖滤布,筒的下部浸入滤浆中。圆筒沿着径向分隔成若干扇形格,每格都用单独的孔道通至分配头上。圆筒转动时,凭借分配头的作用使这些孔道依次分别与真空管及压缩空气管相通,因而在回转一周的过程中,每个扇形格表面即可顺序进行过滤、洗涤、吸干、吹松、卸饼等项操作。

(三)膜分离与膜组件

膜分离法系指以压力为推动力,依靠膜的选择性,将液体中的组分进行分离的方法。常用的膜材料可分为三大类,分别为天然高分子材料类(纤维素衍生物如醋酸纤维、硝酸纤维等)、合成高分子材料类(如聚砜、聚酰胺等)、无机材料类(陶瓷、微孔玻璃、不锈钢和碳素等)。膜材料可广泛应用于膜分离的各种不同阶段,是实现超滤、微滤、电渗析和反渗透的主要材料。

膜组件系指由膜、固定膜的支撑体、间隔物以及容纳这些部件的容器构成的一个单元。膜组件按其构成方式可分为管式膜组件、中空纤维式、平板膜组件、卷式膜组件等。卷式膜组件,是在多空支撑板的两面覆以平面膜,然后将三个边沿密封,使成膜袋,另一个开放的边沿与一根多孔的透过液收集管连接,再在膜袋外部铺一层网眼型间隔材料(隔网),将膜袋与隔网一并绕透过液收集管卷成柱状后,封装于耐压筒内制成。

第四节 防 腐 技 术

防腐剂是指天然或合成的化学成分,用于加入食品、药品等,以延迟微生物生长或化学变化引起的腐败。防腐剂主要作用是抑制微生物的生长和繁殖,以延长药品的保存时间。常用的防腐剂有苯甲酸、苯甲酸钠、山梨酸、山梨酸钾等。

一、防腐剂的选择原则

理想的防腐剂应该具有以下特性:

1. 性质稳定,贮存时防腐效力不变,不与药物成分起反应。

2. 在药液中溶解度能达到抑菌的有效浓度。

3. 在抑菌浓度范围内其本身无特殊臭味,用量小,对人体无毒、无刺激。

4. 抑菌谱广,抑菌力强,能在较广的pH值范围内对大多数微生物发挥抑菌效果,无特殊气味。

二、常用防腐剂及其使用

1. 苯甲酸与苯甲酸钠 为有效防腐剂,防腐作用依靠苯甲酸未解离分子,而其离子几乎无抑菌作用,一般用量为0.1%~0.25%。pH值对苯甲酸类的抑菌效果影响很大,降低pH值对其发挥防腐作用有利。一般pH4以下时防腐作用较好,pH值超过5时,用量不得少于0.5%。在不同pH值的介质中,苯甲酸钠未解离部分的分数及其对葡萄酒酵母的抑菌浓度,见表2-6。

表2-6 苯甲酸钠在不同pH介质中对葡萄酒酵母的抑菌浓度

pH	未解离的分数	抑菌浓度（mg/100mol）
3.65	0.77	35
4.1	0.55	50
4.4	0.38	100
5.0	0.13	500
5.3	0.022	1500
6.5	0.003	>2500

苯甲酸的溶解度,在水中为0.29%（20℃）,在乙醇中为43%（20℃）。苯甲酸钠的溶解度在水中为55%（25℃）,在乙醇中为1.3%（25℃）。

注意:不用于眼用制剂及注射剂。

2. 对羟基苯甲酸酯类(尼泊金类) 对羟基苯甲酸酯类有甲酯、乙酯、丙酯和丁酯,是一类性质优良的防腐剂,无毒,无味,无臭,不挥发,化学性质稳定。在酸性溶液中作用最强,在微碱性溶液中作用减弱,其中丁酯的抑菌力最强。几种酯的合并应用有协同作用,效果更佳,一般用量为0.01%~0.25%,各种酯类在不同溶剂中的溶解度以及在水中的抑菌浓度见表2-7。

表2-7 对羟基苯甲酸类在不同溶剂中的溶解度及在水中的抑菌浓度

酯类	溶解度%（g/ml）（25℃）						水溶液中抑菌浓度（%）
	水	乙醇	甘油	丙二醇	脂肪醇	1%聚山梨酯-80水溶液	
甲醇	0.25	52	1.3	22	2.5	0.38	0.05~0.25
乙酯	0.16	70		25		0.50	0.05~0.15
丙酯	0.04	95	0.35	26	2.6	0.28	0.02~0.075
丁酯	0.02	210		110		0.16	0.01

对羟基苯甲酸酯类在水中不易溶解,配制时可用下列两种方法:①先将水加热至80℃左右,然后加入,搅拌使其溶解;②先将其溶解在少量乙醇中,然后在搅拌下缓缓注入水中使溶。

聚山梨酯类表面活性剂能增加对羟基苯甲酸酯类在水中的溶解度,但由于两者之间发生络合作用,可减弱其防腐效力,有此情况时应适当增加对羟基苯甲酸酯类的用量。

3. 山梨酸 本品为短链有机酸。山梨酸的溶解度,在水中为0.2%（20℃）,在乙醇中为12.9%（20℃）,在丙二醇中为0.31%。本品对霉菌的抑制力强,常用浓度为0.15%~0.2%,对细菌的最低抑菌浓度为2mg/ml（pH值小于6.0时）,对霉菌或酵母菌的最低抑菌浓度为0.8~1.2mg/ml。聚山梨酯与本品也会因络合作用而降低其防腐效力,但由于其有效抑菌浓度低,因而仍有较好的抑菌作用。山梨酸也是依靠其未解离分子发挥防腐作用,故在酸性水溶液中效果较好,一般介质的pH值以4.5左右为宜。本品在水溶液中易氧化,使用时应予以注意。

4. 酚类及其衍生物(甲酚、氯甲酚、苯酚)

抑菌力: 强力杀菌剂。

抑菌机制: 酚对细胞原生质损害。

应用范围: 注射剂。

pH值影响: 甲酚、氯甲酚无影响; 苯酚适偏酸环境。

抑菌浓度: 甲酚0.25%,氯甲酚0.05%~0.2%,苯酚0.5%。

水中溶解度: 小。

注意: 外用有刺激性、内服有毒; 与生物碱有配伍禁忌。

5. 醇类(乙醇、三氯叔丁醇、苯甲醇)

抑菌机理: 使菌体蛋白质变性。

应用范围: 注射剂、外用消毒剂、眼用。

pH值影响: 乙醇不受影响; 三氯叔丁醇碱性中分解; 苯甲醇偏酸使pH值下降。

抑菌浓度: 乙醇20%,三氯叔丁醇0.5%,苯甲醇1%~4%止痛、0.5%~1%抑菌。

水中溶解度: 微溶于水。

6. 季铵盐类:(洁尔灭、新洁尔灭、度米芬)

抑菌机理: 季铵型阳离子。

抑菌力: 杀菌防腐。

应用范围: 外用消毒剂、口腔消毒剂。

抑菌浓度: 0.01%。

水中溶解度: 溶于水。

注意: 与肥皂、碘、蛋白质、多价阴离子共用使抑菌力降低。

7. 其他　包括: 30%以上甘油、0.05%的薄荷油、0.001%的细辛油、丙酸、氯仿。

第五节　空气净化技术

一、概述

空气净化系指以创造洁净空气为目的的空气调节措施。根据不同行业的要求和洁净标准,可分为工业净化和生物净化。

1. 工业净化　系指除去空气中悬浮的尘埃粒子,以创造洁净的空气环境,如电子工业等。在某些特殊环境中,可能还有除臭、增加空气负离子等要求。

2. 生物净化　系指不仅除去空气中悬浮的尘埃粒子,而且要求除去微生物等以创造洁净的空气环境。如制药工业、生物学实验室、医院手术室等均需要生物净化。

空气净化技术系指为达到某种净化要求所采用的净化方法。空气净化技术是一项综合性技术,该技术不仅着重采用合理的空气净化方法,而且必须对建筑、设备、工艺等采用相应的措施和严格的维护管理。本节重点介绍空气净化技术。

二、洁净室空气净化标准

1. 含尘浓度　即单位体积空气中所含粉尘的个数（计数浓度）或毫克量（重量浓度）。

2. 净化方法　常见的可分三大类。

（1）一般净化：以温度、湿度为主要指标的空气调节，可采用初效滤过器。

（2）中等净化：除对温度、湿度有要求外，对含尘量和尘埃粒子也有一定指标（如允许含尘量为0.15~0.25mg/m³，尘埃粒子粒径不得≥1.0μm）。可采用初、中效二级滤过。

（3）超净净化：除对温度、湿度有要求外，对含尘量和尘埃粒子有严格要求，含尘量采用计数浓度。该类空气净化必须经过初、中、高效滤过器才能满足要求。

3. 洁净室的净化度标准　目前世界各国在净化度标准方面尚未统一。我国《药品生产质量管理规范》（2010年修订版）中洁净室（区域）空气洁净度级别见表2-8和表2-9。

表2-8　洁净区空气悬浮粒子的标准（用尘埃粒子计数器检测）

洁净度级别	空气中悬浮粒子最大允许浓度（个/m³）			
	静态		动态	
	≥0.5μm	≥5.0μm	≥0.5μm	≥5.0μm
A级	3520	20	3520	20
B级	3520	29	352 000	29 000
C级	35 2000	2900	3 520 000	29 000
D级	3 520 000	29 000	不作规定	不作规定

表2-9　洁净区微生物检测的动态等级标准（可用浮游菌采样器检测）

洁净度等级	浮游菌cfu/m³	沉降菌（Φ90mm）cfu/4h	表面微生物	
			接触（Φ55mm）cfu/碟	5指手套cfu/手套
A级	<1	<1	<1	<1
B级	10	5	5	5
C级	100	50	25	/
D级	200	100	50	/

洁净室必须保持正压，即按洁净度等级的高低依次相连，并有相应的压差，以防止低级洁净室的空气逆流至高级洁净室中。除有特殊要求外，我国洁净室要求：室温为18~26℃，相对湿度为45%~65%。药品品种不同，生产工艺不同，对其环境的洁净度有不同的要求。

（1）最终灭菌药品：大容量注射剂（≥50ml）的灌封需在A级或在B级背景下的局部A级环境中生产。注射剂的稀配、滤过、小容量注射剂的灌封，直接接触药品的包装材料的最终处理需要在B级环境中生产。

（2）非最终灭菌药品：灌封前不需除菌滤过的药液配制，注射剂的灌封、分装和压塞，直接接触药品的包装材料的最终处理的暴露环境,需在A级或在B级背景下的局部A级环境中生产。灌封前需除菌滤过的药液配制需在B级环境中生产。

（3）原料精制、干燥包装:有无菌检查项目的原料药生产环境应为B级背景下的A级;无该项检查要求的原料药生产不低于D级。

（4）生物制品等药物根据可否除菌滤过,要求其配制、灌封、冻干、加塞滤过等工艺分别达到A级或B级。

三、浮尘浓度测定方法和无菌检查法

1. 浮尘浓度测定方法　测定空气中浮尘浓度和粒子大小的常用方法有:光散射法、滤膜显微镜法和比色法。

2. 无菌检查法　系指检查药品与辅料是否无菌的方法,是评价无菌产品质量必须进行的检测项目,无菌制剂必须经过无菌检查法检验,证实已无微生物生存后,才能使用。《中国药典》2015年版规定的无菌检查法有"直接接种法"和"薄膜滤过法"。

四、空气净化技术

洁净室的空气净化技术一般采用空气滤过法,当含尘空气通过多孔滤过介质时,粉尘被微孔截留或孔壁吸附,达到与空气分离的目的。该方法是空气净化中经济有效的关键措施之一。

1. 滤过方式　空气滤过属于介质滤过,可分为表面滤过和深层滤过。

（1）表面滤过:系指大于滤过介质微孔的粒子截留在介质表面,使其与空气得到分离的方法。常用的滤过介质有醋酸纤维素、硝酸纤维素等微孔滤膜。主要用于无尘、无菌洁净室等高标准空气的末端滤过。

（2）深层滤过:系指小于滤过介质微孔的粒子吸附在介质内部,使其与空气得到分离。常用的介质材料有:玻璃纤维、天然纤维、合成纤维、粒状活性炭、发泡性滤材等。

2. 空气滤过机制及影响因素

（1）空气滤过机制:按尘粒与滤过介质的作用方式,可将空气滤过机制大体分为两大类,拦截作用和吸附作用。①拦截作用:系指当粒径大于纤维间的间隙时,由于介质微孔的机械屏障作用截留尘粒,属于表面滤过。②吸附作用:系指当粒径小于纤维间隙的细小粒子通过介质微孔时,由于尘埃粒子的重力、分子间范德华力、静电、粒子运动惯性及扩散等作用,与纤维表面接触被吸附,属于深层滤过。

（2）影响空气滤过的主要因素:①粒径:粒径愈大,拦截、惯性、重力沉降作用愈大,愈易除去;反之,愈难除去。②滤过风速:在一定范围内,风速愈大,粒子惯性作用愈大,吸附作用增强,扩散作用降低,但过强的风速易将附着于纤维的细小尘埃吹出,造成二次污染,因此风速应适宜;风速愈小,扩散作用愈强,小粒子愈易与纤维接触而吸附,常用极小风速捕集微小尘粒。③介质纤维直径和密实性:纤维愈细、愈密实,拦截和惯性作用愈强,但阻力增加,扩散作用减弱。④附尘:随着滤过的进行,纤维表面沉积的尘粒增加,拦截作用提高,但阻力增加,当达到一定程度时,尘粒在风速的作用下,可能再次飞散进入空气中,因此滤过器应定期清洗,以保证空气质量。

3. 空气滤过器 常以单元形式制成,即将滤材装入金属或木质框架内组成一个单元滤过器,再将一个或多个单元滤过器安装到通风管道或空气滤过箱内,组成空气滤过系统。单元滤过器一般可分为:板式、契式、袋式和折叠式空气滤过器。

(1)板式空气滤过器:是最常用的初效滤过器,亦称预滤过器。

(2)契式和袋式空气滤过器:用于中效滤过,两种空气滤过器的外形、结构相似,仅滤材不同,主要用于滤除粒径大于1μm的浮尘,一般置于高效滤过器之前。

(3)折叠式空气滤过器:用于高效滤过,主要滤除粒径小于1μm的浮尘,对粒径0.3μm的尘粒的滤过效率在99.97%以上,一般装于通风系统的末端,必须在中效滤过器保护下使用。其特点是效率高、阻力大、不能再生、有方向性(正反方向不能倒装)。

五、洁净室空气净化系统设计及要求

制药企业应按照药品生产种类、剂型、生产工艺和要求等,将生产厂区合理划分区域。通常可分为一般生产区、控制区、洁净区和无菌区。根据GMP设计要求,一般生产区无洁净度要求;控制区的洁净度要求为D级;洁净区的洁净度要求为C级(亦称一般无菌工作区);无菌区的洁净度要求为A级。

1. 空气净化系统的设计要求 空气净化系统是保证洁净室洁净度的关键,该系统的优劣直接影响产品质量。空气中所含尘粒的粒径分布较广,为了有效地滤除各种不同粒径的尘埃,高效空气净化系统采用三级滤过装置:初效滤过→中效滤过→高效滤过。中效空气净化系统采用二级滤过装置:初效滤过→中效滤过。系统中风机不仅具有送风作用,而且使系统处于正压状态。洁净室常采用侧面和顶部的送风方式,回风一般安装于墙下。

局部净化是彻底消除人为污染,降低生产成本的有效方法,特别适合于洁净度需A级要求的区域。一般采用洁净操作台、超净工作台、生物安全柜和无菌小室等,安装在B级洁净区内。局部净化对输液和注射剂的灌封、滴眼剂和粉针的分装等局部工序具有较好的实用价值。

超净工作台是最常用的局部净化装置,其工作原理是使洁净空气(经高效滤过器后)在操作台形成低速层流气流,直接覆盖整个操作台面,以获得局部A级洁净环境。送风方式有水平层流和垂直层流。其特点是设备费用少,可移动,对操作人员的要求相对较少。

2. 气流要求 由高效滤过器送出的洁净空气进入洁净室后,其流向的安排直接影响室内洁净度。气流形式有层流和乱流。

(1)层流:是指空气流线呈同向平行状态,各流线间的尘埃不易相互扩散,亦称平行流。该气流即使遇到人、物等发尘体,进入气流中的尘埃也很少扩散到全室,而是随平行流迅速流出,有自行除尘能力,保持室内洁净度,常用于A级洁净区。

层流分为水平层流和垂直层流。垂直层流以高效滤过器为送风口,布满顶棚,地板全部为回风口,使气流自上而下地流动;水平层流的送风口布满一侧墙面,对应墙面为回风口,气流以水平方向流动。

(2)乱流:是指空气流线呈不规则状态,各流线间的尘埃易相互扩散,亦称紊流。紊流气流呈错乱状态,可使空气中悬浮的微粒迅速混合,相互结成大粒子,也可使室内静止的微粒重新飞扬。乱流可获得C~D级的洁净空气。

第六节 无菌生产工艺技术

一、无菌生产工艺技术的应用特点

无菌操作法系指整个过程控制在无菌条件下进行的一种操作方法。操作中所用的一切原料、辅料、用具及操作空间都要预先灭菌,对操作人员的卫生有严格的要求,操作应在A级洁净室中进行。

该法适合一些不耐热药物的注射剂、眼用制剂、皮试液、海绵剂和创伤制剂的制备。按无菌操作法制备的产品,一般不再灭菌,但某些特殊(耐热)品种亦可进行再灭菌(如青霉素等)。

1. 无菌操作室的灭菌 常采用紫外线、液体和气体灭菌法对无菌操作室环境进行灭菌。

(1)甲醛溶液加热熏蒸法:该方法的灭菌较彻底,是常用的方法之一。气体发生装置是采用蒸汽加热夹层锅,使液态甲醛汽化成甲醛蒸气,经蒸气出口送入总进风道,由鼓风机吹入无菌室,连续3小时后,关闭密熏12~24小时,并应保持室内湿度>60%,温度>25℃,以免低温导致甲醛蒸气聚合而附着于冷表面,从而降低空气中甲醛浓度,影响灭菌效率。密熏完毕后,将25%的氨水经加热,按一定流量送入无菌室内,以清除甲醛蒸气,然后开启排风设备,并通入无菌空气直至室内排尽甲醛。

(2)紫外线灭菌:是无菌室灭菌的常规方法,该方法应用于间歇和连续操作过程中。一般在每天工作前开启紫外灯1小时左右,操作间歇中亦应开启0.5~1小时,必要时可在操作过程中开启。

(3)液体灭菌:是无菌室较常用的辅助灭菌方法,主要采用2%煤酚皂溶液、0.2%苯扎溴铵或75%乙醇喷洒或擦拭,用于无菌室的空间、墙壁、地面、用具等方面的灭菌。

2. 无菌操作 无菌操作室和层流洁净工作台是无菌操作的主要场所,无菌操作所用的一切物品、器具及环境,均需按前述灭菌法灭菌,如安瓿应150~180℃、2~3小时干热灭菌,橡皮塞应121℃、1小时热压灭菌等。操作人员进入无菌操作室前应洗澡,并更换已灭菌的工作服和清洁的鞋子,不得外露头发和内衣,以免污染。

小量无菌制剂的制备,普遍采用层流洁净工作台进行无菌操作,该设备具有良好的无菌环境,使用方便,效果可靠。

二、无菌生产工艺技术的应用关键问题

1. 无菌制造系统中工艺平面布置应遵循的原则 无菌制造系统在生产工艺上,应对使用的洁净厂房特别加以布置设计,尤其是应着重考虑洁净工房工艺平面对无菌制造的适用性和可靠性。无论是进行无菌的粉末分装还是无菌的液体分装,都应着重解决工艺平面布置对无菌制造工艺过程的无菌保证度。

2. 无菌制造对工房装修及材料的要求 无菌制造系统使用工房的装修,应体现出工房围护结构的空气密封性好,房内无卫生死角,装修材料表面光洁但不反光、耐压力而不起尘、易于清洁、不易发生霉变和长菌、能够适应各种消毒剂和气体灭菌熏蒸的腐蚀和紫外线照射。

3. 无菌制造对生产设备的特殊要求 无菌制造工艺对生产设备的要求,主要围绕参与无菌制造的设备会不会对制品产生污染或降低制造系统的无菌保证程度加以考虑。与无菌药品、包装容器和密封零件相接触的设备表面也应是无菌的。为了满足设备的表面处于无菌状态,要求设备的材料能够耐受高温蒸汽或化学气体的消毒处理,而且有可能灭菌蒸汽按照工艺要求使用的是纯蒸汽。由于纯蒸汽对不锈钢材料的晶间会产生腐蚀,设备可能需要用抗晶间腐蚀能力较强的材料(如316L)来制造。另外,在无菌制造工艺中,参与无菌制造的设备表面灭菌工艺的验证与药品、容器和密封零件灭菌工艺的验证处于同等重要的地位。假如灌装设备、连接管道以及过滤器支架等设备使用蒸汽灭菌法消毒处理,则湿热灭菌设备中灭菌物装载方式的确定就很重要,因为不同的装载方式会影响灭菌设备内部的热分布情况和实际的灭菌效果。通常,除了正常生产状态下的装载方式应进行灭菌效果试验以外,还应进行最大和最小装载条件的灭菌效果试验。

4. 无菌制造对工艺用水的要求 使用无菌制造工艺生产的药品大多数为注射用产品,也有非注射剂如滴眼剂。注射用产品需要考虑热原,因而应采用注射用水。注射用水用于配制产品,以及最终洗涤生产中所用的器件和设备。注射用水需极高的纯度、不含内毒素,注射用水规定的合格工作极限为10CFU/100ml。由于抽样检测的局限性,通常,注射用水的品质从水的制备、贮存、分配系统和水系统的微生物控制这4个方面的情况加以评价。

5. 无菌制造对空调净化的要求 在无菌制造工艺过程中,灭过菌的产品、容器和密封件所暴露的环境区域应特别留意。该区域内的作业活动包括灌装前和灌装封口过程中对这些无菌物料和产品的操作处理,其操作通常是在无菌操作区内中进行的。因为在这个区域内产品处于开口状态,极易受到污染,且产品灌装封口后也不再作进一步的灭菌处理。为了保证产品质量,特别是无菌指标,无菌操作应在最优质量的环境中进行,其是由空调净化系统来实现的。无菌制造环境评价的主要内容之一是空气的质量,主要是制造环境中空气的悬浮粒子含量。空气中悬浮粒子因其可能进入产品造成污染显得非常重要。另一方面,空气中悬浮粒子可能作为微生物的载体,污染制造过程中的无菌产品。因此,减少空气中悬浮粒子的含量和有效地去除已存在的固体微粒子,始终都是制造过程控制的主要内容。大面积的无菌区域内空气的洁净度至少应为B级,此洁净度下的每立方米空气中含有粒径$\geq 0.5\mu m$的粒子数应不得超过350 000个,空气中浮游菌的含量应不得超过100CFU/m^3。无菌容器和密封件以及灌装封口作业的局部暴露区域内空气的洁净度应达到A级要求,该洁净度下每立方米空气中含有粒径$\geq 0.5\mu m$的粒子数应不得过3500个,空气浮游菌的含量应不得超过5CFU/m^3。无菌操作区域内的A级洁净区内的空气在其使用点处应经高效过滤器过滤后呈单向流态(层流)输送,流速应满足空气以活塞的方式吹除灌封区内的悬浮粒子的需要。按规定,垂直单向流的气流速度为3.5m/s±20%,水平单向流的气流速度为4.5m/s±20%。但是,如果制造工艺的操作过程中可能会产生大量粒子或设备的几何形状会干扰层流状的空气流态,则需要设计使用。

6. 无菌制造对工业气体的要求 在无菌制造的操作区内还要使用的其他气体,其固体微粒子和微生物同样应具有高度的质量。与产品、容器和密封件或产品接触表面相接触的其他气体(例如用于净化和保护目的的气体)均应经过除菌过滤处理。此外,在无菌区域内使用的压缩空气中也不得含有油或油的蒸气成分。

7.无菌制造对环境卫生的要求　无菌制造系统的操作区域还需要对围护结构的墙面、地面、天花板、门窗等环境设施进行卫生处理。通常要求使用多种清洁剂对制造环境进行适当的消毒和灭菌,常用清洁剂有以下3类:

(1)作为清洗和强烈的杀菌剂(如胺盐与非离子表面活性剂)。

(2)作为清洗和不含杀菌剂(非离子表面活性剂,无机螯合剂)。

(3)作为清洗窗户的清洁剂。

这3类清洁剂根据无菌操作区域的不同需要清洁地面时,清洁剂应交替使用。

8.无菌制造对人员的要求　只有经过批准、经过专门培训的人员方可进入无菌操作区内,无论何时均需遵守这个原则。例如非无菌操作区的人员和外来参观者需进入该操作区时,必须经过有关部门批准。

第三章 制药用水的制备技术

第一节 概 述

一、制药用水的含义与类型

水是药物生产中用量大、使用广的一种辅料,用于生产过程和药物制剂的制备。制药用水是成方及单味制剂生产、使用过程中用作药材的净制、提取或制剂配制、使用时的溶剂、稀释剂及制药器具的洗涤清洁用水。《中国药典》2015年版收载的制药用水包括饮用水、纯化水、注射用水和灭菌注射用水。

二、制药用水的质量要求及适用范围

制药用水的制备从系统设计、材质选择、制备过程、贮存、分配和使用均应符合药品生产质量管理规范的要求。制水系统应经过验证,并建立日常监控、检测和报告制度,有完善的原始记录备查。制药用水系统应定期进行清洗与消毒,消毒可以采用热处理或化学处理等方法。采用的消毒方法以及化学处理后消毒剂的去除应经过验证。

饮用水为天然水经净化处理所得的水,其质量必须符合现行中华人民共和国国家标准《生活饮用水卫生标准》。饮用水可作为药材净制时的漂洗、制药用具的粗洗用水。除另有规定外,也可作为饮片的提取溶剂。

纯化水为饮用水经蒸馏法、离子交换法、反渗透法或其他适宜的方法制备的制药用水。不含任何附加剂,其质量应符合纯化水项下的规定。纯化水可作为配制普通药物制剂用的溶剂或试验用水;可作为中药注射剂、滴眼剂等灭菌制剂所用饮片的提取溶剂;口服、外用制剂配制用溶剂或稀释剂;非灭菌制剂用器具的精洗用水,也用作非灭菌制剂所用饮片的提取溶剂。纯化水不得用于注射剂的配制与稀释。纯化水有多种制备方法,应严格监测各生产环节,防止微生物污染,确保使用点的水质。

注射用水为纯化水经蒸馏所得的水,应符合细菌内毒素试验要求。注射用水必须在防止细菌内毒素产生的设计条件下生产、贮藏与分装。其质量应符合《中国药典》注射用水项下的规定。注射用水可作为配制注射剂、滴眼剂等的溶剂或稀释剂及容器的精洗。为保证

注射用水的质量,应减少原水中的细菌内毒素,监控蒸馏法制备注射用水的各生产环节,并防止微生物的污染。应定期清洗与消毒注射用水系统。注射用水的储存方式和静态储存期限应经过验证确保水质符合质量要求,GMP规定注射用水可以在80℃以上保温或65℃以上保温循环或4℃以下的状态下存放。

灭菌注射用水为注射用水按照注射剂生产工艺制备所得。不含任何添加剂。主要用于注射用灭菌粉末的溶剂或注射剂的稀释剂。其质量应符合灭菌注射用水项下的规定。灭菌注射用水灌装规格应适应临床需要,避免大规格、多次使用造成的污染。

第二节　纯化水制备技术

水中需去除的物质包括电解质、溶解气体、有机物、悬浮颗粒、微生物等。

电解质为各类可溶性无机物、有机物,因具有导电性,可通过测量水的电导率反映这类电解质在水中的含量。溶解气体包括CO_2、CO、H_2S、Cl_2、O_2、CH_4、N_2等。有机物包括有机酸、有机金属化合物等在水中常以阴性或中性状态存在,分子量大,通常用总有机碳(TOC)和化学耗氧量(COD)反映这类物质在水中相对含量。悬浮颗粒主要有泥沙、尘埃、微生物、胶化颗粒、有机物等,用颗粒计数器反映这类杂质在水中的含量。微生物包括细菌、浮游生物、藻类、病毒、热原等。

一、纯化水制备常用技术

纯化水的制备一般采用电渗析法与反渗透法对饮用水进行处理,再经离子交换树脂柱,得到纯化水。纯化水主要供蒸馏法制备注射用水使用,以及配制普通药物制剂用的溶剂;非灭菌制剂用器具的精洗用水;用作中药注射剂、滴眼剂等灭菌制剂所用饮片的提取溶剂;口服、外用制剂配制用溶剂或稀释剂,但不得用来配制或稀释注射液。

(1)离子交换法:可同时除去绝大部分阴、阳离子,对热原、细菌也有一定清除作用。制得的水纯度高,所需设备简单,耗能小,成本低。

离子交换法净化处理饮用水的工艺,一般采用阳床—阴床—混合床(混和床是混合离子交换柱的简称,就是把一定比例的阳、阴离子交换树脂混合装填于同一交换装置中,对流体中的离子进行交换、脱除)的串联组合形式。大生产时,为减轻阴离子交换树脂的负担,常在阳床后加脱气塔;有时也在阴床前加弱酸型阴离子交换树脂柱,以除去大部分强酸根离子,如SO_4^{2-}、Cl^-,以延长强碱性阴离子交换树脂的使用时间。

(2)电渗析法:基本原理是在外加电场的作用下,使水中的离子发生定向迁移,并通过具有选择性和良好导电性的离子交换膜,使水得到净化。

电渗析法较离子交换法经济,节约酸碱,当饮用水中含盐量高达3000mg/L时,不宜采用离子交换法制备纯化水,但电渗析法仍适用。电渗析法常与离子交换法联用,以提高净化处理饮用水的效率。

(3)反渗透法:渗透是由半透膜两侧不同浓度溶液的渗透压所引起,低浓度一侧的水向高浓度一侧渗透。结果使浓溶液一侧的液面逐渐升高,当渗透达动态平衡时,液面不再上升,此时浓溶液与稀溶液之间的水柱静压差即为渗透压。若在浓溶液一侧加压,压力超过渗透压时,浓溶液中的水可向稀溶液作反向渗透流动,这种现象称为反渗透。反渗透的结果是使水从浓溶液中分离出来。常选择的反渗透膜有醋酸纤维膜和聚酰胺膜,膜孔大小在0.5~10nm之间,通常一级反渗透装置能除去水中一价离子90%~95%,二价离子98%~99%,同时还能除去微生物和病毒,但其除去氯离子的能力不能达到《中国药典》的要求,可通过二级反渗透装置较彻底地除去氯离子。

二、纯化水的收集与贮存

对于制药用水的使用来说,理想的水系统应是恒定地产水和恒定量的用水,不加贮罐。系统制备多少水,工艺过程就即时地使用多少水。事实上,药品生产的不同阶段对工艺用水的种类、用水时间、水的温度及数量各不相同,不可能恒定,生产的各种需要必然会造成用水高峰期,也会出现不消耗水的时间。

对贮水容器的总体要求是防止生物膜的形成,减少腐蚀,便于用化学品对贮罐消毒;贮罐要密封,内表面要光滑,有助于热力消毒和化学消毒并能阻止生物膜的形成。贮罐对水位的变化要作补偿,通常有两种方法:一是采用呼吸器;另一个方法是采用充氮气的自控系统,在用水高峰时,经无菌过滤的氮气送气量自动加大,保证贮罐能维持正压,在用水量小时送气量自动减少,但仍对贮罐外维持一个微小的正压,这样做的好处是能防止水中氧含量的升高,防止二氧化碳进入贮罐并能防止微生物污染。对贮罐的要求:①采用316L不锈钢制作,内壁电抛光并作钝化处理;②贮水罐上安装0.2μm疏水性的通气过滤器(呼吸器),并可以加热消毒或有夹套;③能经受至少121℃高温蒸汽的消毒;④排水阀采用不锈钢隔膜阀;⑤若充以氮气,须装0.2μm的疏水性过滤器过滤。

第三节　注射用水制备技术

注射用水是无热原的蒸馏水,它是用纯化水经蒸馏后再通过0.10~0.22μm的除菌滤器过滤获得。而纯化水的制备,目前有离子交换法、电渗析—离子交换法、一级反渗透—离子交换法、二级反渗透法等生产工艺。不论使用何种工艺来制备纯化水,提供蒸馏水机制备蒸馏水的原水必须符合中国药典规定的纯化水水质标准。

以蒸馏法制备注射用水,从理论上讲,它可除去水中的细微物质(大于1μm的所有不挥发性物质和大部分0.09~1μm的可溶性小分子无机盐类)。纯化水经蒸馏后其中不挥发性有机、无机物质包括悬浮体、胶体、细菌、病毒、热原等杂质都能除去。但由于蒸馏水机的结构、性能、金属材料、加工精度、操作方法以及水源的水质等因素,必然影响蒸馏水的质量。

一、蒸馏法制备注射用水

《中国药典》2015年版规定采用蒸馏法制备注射用水。常用的蒸馏设备有塔式蒸馏水器、多效蒸馏水器和气压式蒸馏水器。

1. 塔式蒸馏水器 其基本结构包括蒸发锅、隔沫装置及冷凝器三部分,其生产能力为 50~200L/h,有多种不同规格。

2. 多效蒸馏水器 最大特点是能耗低,产量高,并且出水快、纯度高、水质稳定。多效蒸馏水器结构主要由圆柱形蒸馏塔、冷凝器及一些控制组件组成。其基本原理是去离子水经高压蒸汽加热而蒸发,蒸发得到的蒸汽以加热蒸汽的身份充当加热能原,在释放出能量的同时冷凝下来获得蒸馏水,因此大大节约了能源。

多效蒸馏水器的出水温度在80℃以上,有利于蒸馏水的保存。多效蒸馏水器的性能取决于加热蒸汽的压力和效数,压力越大,产量越高,效数越多,热的利用效率也越高。综合考虑,一般以四效以上较为合理。

3. 气压式蒸馏水器 又称热压式蒸馏水器,是通过离心泵将蒸汽加压来提高蒸汽的利用率,不需要冷却水,但电能消耗较大。

二、注射用水的制备特点及要求

注射用水是无菌制剂生产中应用最为广泛的一种,注射用水质量要求在中国药典中已作了严格规定,除一般的蒸馏水的检查项目,如酸碱度、氯化物、硫酸盐、钙盐、铵盐、二氧化碳、易氧化物、不挥发物及重金属均应符合规定外,尚须通过热原检查。GMP中明确规定:纯化水、注射用水的制备、储存和分配应能防止微生物的滋生和污染。储罐和输送管道所用材料应无毒、耐腐蚀。注射用水储罐的通气口应安装不脱落纤维的疏水性除菌滤器。

注射用水用于配制注射药液剂与无菌冲洗剂的溶剂,或用于无菌粉针、输液、水针等注射剂生产的洗瓶(精洗)、胶塞终洗、纯蒸汽发生及医疗临床水溶性注射粉末溶剂。由于其配制药物系直接用于肌注或静滴,专供用针头注入体内,其质量要求特别高,应具备各类注射剂同样的一些要求如无菌,无热原,澄明度应符合要求、电阻率应>1MΩ/cm,细菌内毒素<0.25EU/ml,微生物指标<50CFU/ml。水质的其余各项标准应符合纯水水质化学指标及总有机碳浓度极低(ppb级),此项可用专门的总有机碳分析仪,把探头插在注射用水的送水或回水管道上,可直接监控,又可同时测定电阻率及温度值。

注射用水除符合纯化水的要求外,还需通过细菌内毒素检查合格。按GMP规定,纯化水和注射用水系统必须通过GMP验证,方可投入使用。

第四章 固体制剂制备共性技术

第一节 粉 碎 技 术

一、概述

粉碎的定义是指是将大块物料借助机械力破碎成适宜大小的颗粒或细粉的操作。粉碎的主要目的在于减小粒径,增加比表面积。对于固体制剂来说粉碎过程具有如下意义:①有利于混合时各成分分布均匀;②有利于提高难溶性药物的溶出速度以及生物利用度;③有利于提高固体药物在液体、半固体、气体中的分散度。显然,粉碎对药品质量的影响很大,但必须注意粉碎过程可能带来的负面作用,如晶型转变、热分解、黏附与团聚性的增大、堆密度的减小、在粉末表面吸附的空气对润湿性的影响、粉尘飞扬、爆炸等。

(一)物料的物理性质

1. 硬度　物料的坚硬程度,如以莫式硬度表示,从软到硬为别为1~10。滑石粉为1,金刚石为10,软质物料为1~3,中等物质为4~6,硬质物料为7~10。制药过程需要粉碎的料中,大多数为硬度1~3的软质物料。

2. 脆性　脆性指的是物料受到外力冲击后易于碎裂成细小颗粒的性质。制药过程中的晶体物料容易沿结合面碎裂成小晶体,易于粉碎;非极性晶体物料由于受力时会产生变形从而阻碍粉碎过程,通常可加入少量液体渗入固体分子间隙以降低分子间的内聚力。

3. 弹性　固体受力后发生变形,撤去力后恢复原有状态的能力。显然,弹性是不利于粉碎的,对于一些非晶体、有一定弹性的药物,可采取降低温度的方法,减小弹性变形,增加脆性以有利于粉碎。

4. 水分　一般来说,物料所含水分越少越容易粉碎,但水分过少容易引起粉尘飞扬,故常控制水分含量为3.3%~4%进行粉碎为宜。

5. 温度　粉碎过程中,部分机械能会转换成热能,造成被粉碎物料分解、变软、变黏,影响粉碎过程的进行,这时,需要采用低温粉碎来解决。

6. 重聚性　粉碎会引起表面能增加,形成不稳定状态。这时表面能由于有趋于稳定的特性而引起的粉末重新聚集的现象称为重聚性,可通过混合粉碎阻止重聚现象发生。

（二）粉碎机理

物质的形成依赖于分子间的内聚力，粉碎过程主要是依靠外加机械力的作用破坏物质分子间的内聚力来实现的。被粉碎的物料受到外力的作用后在局部产生很大应力或形变。开始表现为弹性变形，当施加应力超过物质的屈服应力时物料发生塑性变形，当应力超过物料本身的分子间力时即可产生裂隙并发展成为裂缝，最后则破碎或开裂。

（三）粉碎方式

根据粉碎设备和粉碎部位的不同，粉碎过程中打破分子内聚力的常用的外加力有：冲击力、压缩力、剪切力、弯曲力、研磨力等。被处理物料的性质、粉碎程度不同，所需施加的外力也有所不同。冲击、压碎和研磨作用对脆性物质有效；纤维状物料用剪切方法更有效；粗碎以冲击力和压缩力为主，细碎以剪切力、研磨力为主；要求粉碎产物能产生自由流动时，用研磨法较好。实际上多数粉碎过程是上述的几种力综合作用的结果。

（四）粉碎方法

1. 开路粉碎　物料仅通过一次粉碎就得到粉碎产品的操作称为开路粉碎，开路粉碎适合粗碎或者进一步粉碎的预粉碎。

2. 循环粉碎　粉碎产品中如有未达到要求粒径的大颗粒，通过筛分设备将其分离出来再返回粉碎设备继续粉碎的方法称为循环粉碎。循环粉碎适用于细碎或者粒度范围要求较严格的粉碎。

3. 干法粉碎　将物料经过适当的干燥处理，使物料中的水分含量降低至一定程度再进行粉碎的方法。含水量多少应由所选粉碎设备确定，如采用球磨机，含水量应在5%以下，万能粉碎机则应该控制在10%左右。

4. 湿法粉碎　在粉碎过程中加入适当液体的粉碎方法，又称为加液研磨。液体的作用有两个，一是渗入固体物料组织间隙减小分子间引力，二是防止粉碎过程中粉尘飞扬及粒子凝聚。湿法粉碎适用于有毒、刺激性，以及要求较细颗粒的物料。但是注意，选用湿法粉碎的物料应当以遇湿不膨胀、化学性质不变化为原则。用于湿法粉碎的液体通常为乙醇或水。

5. 单独粉碎　指将一味药料单独进行粉碎处理。单独粉碎既可以按物料性质选取合适设备，又可避免粉碎时因不同物料损耗不同而引起的含量不准确现象。需要进行单独粉碎的药料有氧化性药物与还原性药物（分别粉碎，防止反应剧烈发生爆炸）、贵重细料药物（牛黄、珍珠等，以利于管理并可减少损失）、某些需特殊处理的粗料药（如在冬春季节粉碎，利用低温增强其脆性的乳香、没药）。

6. 混合粉碎　指将数味药料掺和进行粉碎。若处方中某些药物的性质及硬度相似，则可以将它们掺和在一起粉碎，这样既可避免一些黏性、油性药物单独粉碎的困难，又可将粉碎与混合操作同时进行。如常将熟地黄、麦冬、黑芝麻、杏仁、核桃仁等黏软、油性大的药物与其他药物粗末混合后粉碎，使其他药物吸收黏性和油性成分，以利粉碎和过筛。

7. 低温粉碎　低温粉碎是指将冷却到脆化点温度的物质在外力作用下破碎成粒径较小的颗粒或粉体的过程。采用低温粉碎，不但产品的粒度较细，能够较好的保持药物的有效成分，还可以降低粉碎机械能的消耗。低温粉碎适用于具有热塑性、强韧性、热敏性、挥发性及熔点低的药材。需要注意的是，低温粉碎后的药材需置于防潮容器内，避免长时间暴露于空气中受潮。

8. 超微粉碎　将物料进行细胞级别的粉碎，粉碎后粒径可达到5微米左右，植物细胞的破壁率达到95%,大大提高丸剂、散剂等含有原药粉末制剂的生物利用度,有效成分直接暴露,使药物起效更加迅速。

9. 纳米粉碎 纳米粒子大小一般在1~100纳米之间,药材经过纳米粉碎后,植物药材中细胞结构均被破坏,使细胞内不溶物、树脂、黏液质溶出,药材经纳米粉碎后化学性质发生相应变化,对制剂的影响还有待进一步研究。

（五）粉碎能量

1. 粉碎度 物料粉碎前的粒度D_1与粉碎后的粒度D_2之比称为粉碎度或粉碎比。

$$n=\frac{D_1}{D_2}$$ （式4-1）

按照n的大小,粉碎的等级可分为粗碎、中碎、细碎、超细碎四个。粗碎的$n=3\sim7$,物料粉碎后的直径D_2在数毫米至数十毫米之间;中碎$n=20\sim60$,D_2在数百微米至数毫米之间;细碎$n>100$,D_2在数十微米至数百微米之间;超细碎$n=200\sim1000$,D_2在数微米至数十微米之间;

2. 粉碎过程的能量消耗 一般情况下,在粉碎过程中所需的能量消耗于粒子的变形、粒子破碎时新增的表面能、粉碎室内粒子的移动、粒子间以及粒子与粉碎室间的摩擦、振动与噪音、设备转动等。研究结果表明,粉碎操作的能量利用率非常低,消耗于产生新表面的能量在总消耗能量中只占0.1%~1%,因此如何提高粉碎的有效能量是粉碎操作研究的主攻方向之一。随着粉碎过程的不断进行,即物料的粒径越小,达到一定粉碎度所需能量越大,越不易粉碎。粉碎过程受物料的物性、形状、大小、设备、作用力、操作方式等复杂条件的影响,很难用精确的计算公式来描述能量的消耗。科学家们曾提出过不少经验理论与计算公式,本节介绍其中著名的三个能量学说。

雷廷格（Rittingger）定律认为: 粉碎所需的能量与表面积的增加成正比,该定律适用于数十微米到数百微米粒度范围的细粉碎中,因为细碎中表面积的增加比较显著。而且适用于脆弱的物料的粉碎。

基克（Kick）定律认为: 粉碎所需的能量与粒子体积的减少成正比,该定律适用于数十微米到数毫米粒度范围的粗碎中,因为粗碎时体积的变化较为显著。此时的能量消耗只与粉碎比（D_1/D_2）有关,与粒径大小无关。

朋特（Bond）定律认为: 粉碎所需的能量与颗粒中裂缝的长度成正比,或者说粉碎所需的能量与粒径的平方根成反比。该理论介雷廷格于学说与基克学说之间。

为了评价物料粉碎的难易程度,提出了功指数的概念。功指数是将无穷大（$D_1=\infty$）的粒子粉碎成$D_2=100\mu m$时所需的能量,功指数小的物料可碎性或可磨性较好。功指数也是衡量粉碎操作效率的最有用方法之一。

对整个粉碎过程来讲,开始阶段由于体积的减少更为显著而遵循基克定律,而最终阶段的细粉碎过程中表面积的增加更为突出而遵循雷廷格定律,粉碎的中间阶段遵循朋特定律。

二、常用设备及注意问题

1. 研钵 实验室中研碎实验材料的容器,配有钵杆。用于研磨固体物质或进行粉末状固体的混合。其规格用口径的大小表示。常用的为瓷制品,也有由玻璃、铁、玛瑙、氧化铝材料制成的研钵。进行研磨操作时,研钵应放在不易滑动的物体上,研杵应保持垂直。大块的固体只能先压碎再研磨,不能用研杵直接捣碎,否则会损坏研钵、研杵或将固体溅出。研磨对皮肤有腐蚀性的物质时,应在研钵上盖上厚纸片或塑料片,然后在其中央开孔,插入研杵后再行研磨,研钵中盛放固体的量不得超过其容积的1/3。研钵不能进行加热,洗涤研钵时,应先用水冲洗,耐酸腐蚀的研钵可用稀盐酸洗涤。研钵上附着难洗涤的物质时,可向其中放入少量食盐,研磨后再进行洗涤。该设备同时适用于干、湿法粉碎。

2. **球磨机** 将不锈钢或陶瓷制成的圆柱筒内装入一定数量不同大小的钢球或瓷球构成。使用时将药物装入圆筒内密盖后,用电动机转动。当圆筒转动时,带动钢球(或瓷球)转动,并带到一定高度,然后在重力作用下抛落下来,球的反复上下运动使药物受到强烈的撞击和研磨,从而被粉碎。粉碎效果与圆筒的转速、球与物料的装量、球的大小与重量等有关。圆筒转速过小时,球随罐体上升至一定高度后往下滑落,这时物料的粉碎主要靠研磨作用,效果较差。转速过大时,球与物料靠离心力作用随罐体旋转,失去物料与球体的相对运动。当转速适宜时,除一小部分球下落外大部分球随罐体上升至一定高度,并在重力与惯性力作用下沿抛物线抛落,此时物料的粉碎主要靠冲击和研磨的联合作用,粉碎效果最好。可见圆筒的转速对药物的粉碎影响较大。临界转速是使球体在离心力的作用下开始随圆筒做旋转运动的速度。

根据物料的粉碎程度选择适宜大小的球体,一般来说球体的直径越小、密度越大,粉碎的粒径越小,适合于物料的微粉碎,甚至可达纳米级粉碎。一般球和粉碎物料的总装量为罐体总容积的50%~60%。

球磨机是最普通的粉碎机之一,有100多年的历史。球磨机的结构和粉碎机理比较简单。该法粉碎效率较低,粉碎时间较长,但由于密闭操作,适合于贵重物料的粉碎、无菌粉碎、干法粉碎、湿法粉碎、间歇粉碎,必要时可充入惰性气体,所以适应范围很广。

3. **万能粉碎机** 万能粉碎机对物料的作用力以冲击力为主,适用于脆性、韧性物料以及中碎、细碎、超细碎等,应用广泛。其典型的粉碎结构有锤击式和冲击柱式。锤击式粉碎机的结构有高速旋转的旋转轴,轴上安装有数个锤头,机壳上装有衬板,下部装有筛板。当物料从加料斗进入到粉碎室时,由高速旋转的锤头的冲击和剪切作用以及被抛向衬板的撞击等作用而被粉碎,细粒通过筛板出料,粗粒继续在机内被粉碎。粉碎粒度可由锤头的形状、大小、转速以及筛网的目数来调节。冲击柱式粉碎机(也叫转盘式粉碎机),在高速旋转的转盘上固定有若干圈冲击柱,另一与转盘相对应的固定盖上也固定有若干圈冲击柱。物料由加料斗加入,由固定板中心轴向进入粉碎机,由于离心作用从中心部位被甩向外壁的过程中受到冲击柱的冲击,而且冲击力越来越大(因为转盘外圈线速大于内圈线速),最后物料达到转盘外壁环状空间,细粒由底部的筛孔出料,粗粒在机内重复粉碎。粉碎程度与盘上固定的冲击柱的排列方式有关。

4. **流能磨** 亦称气流粉碎机,其粉碎机理完全不同于其他粉碎机,物料被压缩空气引射进入粉碎室,7~10个气压的压缩空气通过喷嘴沿切线进入粉碎室时产生超音速气流,物料被气流带入粉碎室被气流分散、加速,并在粒子与粒子间、粒子与器壁间发生强烈撞击、冲击、研磨而得到粉碎。压缩空气夹带的细粉由出料口进入旋风分离器或袋滤器进行分离,较大颗粒由于离心力的作用沿器壁外侧重新带入粉碎室,重复粉碎过程。粉碎程度与喷嘴的个数和角度、粉碎室的几何形状、气流的压缩压力以及进料量等有关。一般进料量越多,所获得粉碎物的粒度越大。气流粉碎机的粉碎有以下特点:①可进行粒度要求为3~20μm超微粉碎,因而具有"微粉机"之称;②由于高压空气从喷嘴喷出时产生焦耳—汤姆逊冷却效应,故适用于热敏性物料和低熔点物料的粉碎;③设备简单、易于对机器及压缩空气进行无菌处理,可用于无菌粉末的粉碎;④和其他粉碎机相比粉碎费用高,但粉碎粒度的要求较高时还是值得的。

5. 颚式破碎机　颚式破碎机是一种构造简单,工作可靠,维修方便的破碎机械,它广泛地用于各种块状硬质物料的粗碎和中碎。加入到颚式破碎机破碎腔(由固定颚板和活动颚板组成的固定空间)中的物料,由于活动颚板作周期性的往复运动。当活动颚板靠近固定颚板时,物料受到挤压和劈裂作用而破碎。当活动颚板离开固定颚板时,已被粉碎到小于排料口的物料,靠自重从排料口排出。位于破碎腔上还未完全破碎的物料,也随之落到破碎腔下部,再次受到颚板的挤压作用而破碎。

6. 胶体磨　由电动机通过皮带传动带动转齿(或称为转子)与相配的定齿(或称为定子)作相对的高速旋转,其中一个高速旋转,另一个静止,被加工物料通过本身的重量或外部压力(可由泵产生)加压产生向下的螺旋冲击力,透过定、转齿之间的间隙(间隙可调)时受到强大的剪切力、摩擦力、高频振动、高速旋涡等物理作用,使物料被有效地乳化、分散、均质和粉碎,达到物料超细粉碎及乳化的效果。胶体磨首先是一种离心式设备,它的优点是结构简单,设备保养维护方便,适用于较高黏度物料以及较大颗粒的物料。它的主要缺点也是由其结构决定的。首先,由于作离心运动,其流量是不恒定的,对于不同黏性的物料其流量变化很大。举例来说,同样的设备,在处理黏稠的油漆类物料和稀薄的乳类流体时,流量可相差10倍以上;其次,由于转定子和物料间高速摩擦,故易产生较大的热量,使被处理物料变性;第三,表面较易磨损,而磨损后,细化效果会显著下降。

7. 搅拌磨　利用搅拌装置使研磨介质运动而产生冲击、剪切、研磨作用,从而粉碎物料的设备。常规磨机是靠筒体运动带动研磨介质运动,搅拌磨机输入的功率直接用于搅拌机构的旋转,使研磨介质运动而粉碎物料,故其能量效率高于常规磨机和振动磨机。搅拌磨机可以间歇或连续生产。根据筒体形状可分为槽型、环型、立式等类型。

8. 切药机　稳定性好,精密度高,易于操作,切片连续均匀。适用于根、茎、叶、草等切制,能将药用部位切成段、片、条或碎块。

第二节　筛　分　技　术

一、概述

筛分法是借助筛网按所要求的颗粒大小将物料进行分离的方法。颗粒粒径的分级对于药品的制造和保证药品质量有重要意义,筛分操作对粉碎后的粉末进行筛分,选取粒度适宜且较均匀的颗粒,满足不同物料混合所要求均匀程度和各种药物制剂制备对颗粒度的要求。筛分法操作简单、经济而且分级精度较高,因此是医药工业中应用最为广泛的分级操作之一。

碎散物料的筛分过程,可以看作由两个阶段组成:一是小于筛孔尺寸的细颗粒通过粗颗粒所组成的物料层到达筛面;二是细颗粒透过筛孔。要想完成上述两个过程,必须具备最基本的条件,就是物料和筛面之间要存在着相对运动。为此,筛箱应具有适当的运动特性,一方面使筛面上的物料层成松散状态;另一方面,使堵在筛孔上的粗颗粒闪开,保持细粒透筛之路畅通。

实际的筛分过程是:大量粒度大小不同,粗细混杂的碎散物料进入筛面后,只有一部分颗粒与筛面接触,而在接触筛面的这部分物料中,不全是小于筛孔的细粒,大部分小于筛孔尺寸的颗粒,分布在整个物料层的各处。由于物料和筛面有相对运动,筛面上物料层被松散,使大颗粒本来就存在的较大的间隙被进一步扩大,小颗粒乘机穿过间隙,转移到下层。由于小颗粒间隙小,大颗粒不能穿过,因此,大颗粒在运动中,位置不断升高。于是原来杂乱无章排列的颗粒群发生了析离,即按颗粒大小进行了分层,形成小颗粒在下,粗粒居上的排列规则。到达筛面的细颗粒,小于筛孔者透筛,最终实现了粗、细粒分离,完成筛分过程。然而,充分的分离是没有的,在筛分时,一般都有一部分筛下物留在筛上物中。

细粒透筛时,虽然颗粒都小于筛孔,但它们透筛的难易程度不同。经验得知,和筛孔相比,颗粒越小,透筛越易,和筛孔尺寸相近的颗粒,透筛就较难,透过筛面下层的大颗粒间隙就更难。

筛分的目的概括起来就是为了获得较均匀的粒子群。即或筛除粗粉取细粉,或筛除细粉取粗粉,或筛除粗、细粉取中粉等。这对药品质量以及制剂生产的顺利进行都有重要的意义。如颗粒剂、散剂等制剂都有药典规定的粒度要求;在混合、制粒、压片等单元操作中对混合度、粒子的流动性、充填性、片重差异、片剂的硬度、裂片等具有显著影响。

二、常用设备及注意问题

筛分设备的筛箱是主要工作部件和承载部件。筛箱是由筛框及固定在它上面的筛面所组成,由于筛箱结构和型式的不同,有时可表现出不同的筛分方法和不同特征的筛分设备,但不论什么样的筛分设备都必须具备一定结构特征的筛面和筛框。

药筛:筛分用的药筛分为两种,冲制筛和编织筛。冲制筛系在金属板上冲出圆形的筛孔而成。其筛孔坚固,不易变形,多用于高速旋转粉碎机的筛板及药丸等粗颗粒的筛分。筛孔有圆形、方形和矩形等多种,筛孔尺寸的表示法是:圆孔用直径;正方孔用边长;长方孔用宽度。板状筛面主要用于粗粒物料(13~100mm)的筛分。应用长方形筛孔时,其长边应与物料运动方向一致或呈一定角度。圆形筛孔一般布置在等边三角形的顶点,方形筛孔可按直角等腰三角形斜向排列。为了防止筛孔堵塞,可使圆形筛孔做成底部扩大的圆锥形(锥角约为7°)。筛孔间的距离应考虑筛面的强度和开孔率大小,板状筛面的开孔率一般为40%左右。编织筛是具有一定机械强度的金属丝(如不锈钢、铜丝、铁丝等),或其他非金属丝(如丝、尼龙丝、绢丝等)编织而成。编织筛的优点是单位面积上的筛孔多、筛分效率高,可用于细粉的筛选。用非金属制成的筛网具有一定弹性,耐用。尼龙丝对一般药物较稳定,在制剂生产中应用较多,但编织筛线易于位移致使筛孔变形,分离效率下降。

药筛的孔径大小用筛号表示。筛子的孔径规格各国有自己的标准,我国有中国药典标准和工业标准。我国工业用标准筛常用"目"数表示筛号,即以每一英寸(25.4mm)长度上的筛孔数目表示,孔径大小,常用微米表示。

医药工业中常用筛分设备的操作要点是将欲分离的物料放在筛网面上,采用几种方法使粒子运动,并与筛网面接触,小于筛孔的粒子漏到筛下,振动筛是常用的筛,可根据运动方式分为摇动筛以及振荡筛等。

1. 摇动筛 根据药典规定的筛序,按孔径大小从上到下排列,最上为筛盖,最下为接受器。把物料放入最上部的筛上,盖上盖,固定在摇动台进行摇动和振荡数分钟,即可完成对物料的分级。此种筛可用马达带动,水平旋转的同时定时地在上部锤子的敲打下进行上下振荡运动。处理量少时可用手摇动。常用于测定粒度分布或少量剧毒药、刺激性药物的筛分。

2. 振荡筛 在电机的上轴及下轴各装有不平衡重锤,上轴穿过筛网与其相连,筛框以弹簧支撑于底座上,上部重锤使筛网产生水平圆周运动,下部重锤使筛网发生垂直方向运动,故筛网的振荡方向有三维性,物料加在筛网中心部位,筛网上的粗料由上部排出口2排出,筛分的细料由下部的排出口3排出。振荡筛具有分离效率高,单位筛面处理能力大,维修费用低,占地面积小,重量轻等优点,被广泛应用。

还有其他筛分设备,如滚筒筛、多用振动筛等,可参考有关书籍。

第三节 混合技术

一、概述

混合通常指用机械方法使两种或多种药物相互分散而达到均匀状态的操作。它是制备片剂、颗粒剂、散剂、胶囊剂、丸剂等固体制剂生产中的一个重要操作,最终目的在于使药物充分混匀。

混合系数代表混合操作的均匀程度,表示在任何时间内,混合机内空间上的浓度分布。常用混合系数表示混合状态,混合系数为1时表示药物完全均匀混合,为0时表示完全分离。

混合机制:混合过程分为对流混合、剪切混合和扩散混合。

1. 对流混合 药物颗粒在设备中翻转,或靠设备内搅拌器的作用进行着粒子群的较大位置移动,使药物从一处转移到另一处。经过多次转移使药物在对流作用下而达到混合。

2. 剪切混合 由于药物内部力作用的结果,产生了一些滑动平面,在不同成分的界而间发生剪切作用,若剪切力平行于其交界面时,这种剪切作用就起到降低分离程度的作用,若剪切力发生在交界面垂直方向上,同样可降低分离程度,从而达到混合的目的。

3. 扩散混合 由于药粉的紊乱运动而改变彼此之间的相对位置发生的混合现象。扩散混合在不同剪切层的界面处发生,由于颗拉间的位置互换,使分离程度降低,达到扩散均匀的混均合程度。

上述三种混合机制在实际的设备内一般同时发生,只不过表现程度随混合器类型而异。

二、常用设备及注意问题

混合包括自流混合和机械混合。自流混合指物料间运动,通过自身摩擦达到最后的均匀混合;机械混合指物料通过机械强制作用达到最后的均匀混合。一般气体混合为自流混合;三维混合设备混合为自流混合与机械混合的结合;所有混合中混合容器不运动的混合均为机械混合。混合设备好坏的评估根据不同的物理量。

混合均匀度：分析物料混合好坏的物理量，通过概率论获得，混合均匀度是由混合设备种类确定。

死角：指物料在混合容器中不能参与混合的物理现象，死角百分比是评价混合设备制造好坏的物理量。

混合时间：评价混合速度的物理量，指不同物料开始混合到混合达到均匀度要求内的时间，混合时间是由混合设备种类及型号确定。下面我们介绍几种制药生产中常用的设备。

1. V形混合机　V形混合机是把一个圆筒在其与长轴大约呈45度角处切成两半，然后拼成V形。设备旋转时，可将筒内药物反复地分离与汇合，以达到混合。V形混合机可在较短时间内即可混合均匀，它是回转型混合机中混合系数较大的一种设备，目前，在中药厂得到较广泛的应用。

2. 槽形混合机　槽形混合机内部有螺旋形搅拌桨，可将药物由外向中心集中，又将中心药物推向两端，以达到混合。槽可绕水平轴转动，以便自槽内卸出药粉。槽形混合机适于混合各种药物。

3. 双螺旋锥形混合机　双螺旋锥形混合机是在单螺旋锥形混合机基础上研制改进而成。主要由锥体、螺旋杆、转臂和传动部分等组成。由于双螺旋的自转将药物自下而上提升，形成两股对称的沿臂上升螺旋柱物料流，旋臂带动螺旋杆公转，使螺柱形外的药物相应的混入柱形药物内，以使锥体内的药物不断的混渗错位，最后由锥体中心汇合后中心汇合后向下流动，使药物在短时间内即达到混合均匀。双螺旋锥形混合机比单螺旋锥形混合机效率高，该设备较新颖，无粉尘，清理方便，是目前国内较好的一种混合设备。

4. 流动性混合机　流动型混合机混合室内有高速回转的搅拌桨，药物由顶部加入后，受到搅拌桨的剪切与离心作在整个混合室内产生对流而混合。混合终了时，将排出阀开启，调慢搅拌桨的回转速度，由排出口排出药物。

5. 回转圆盘型混合机　被混合的两种药物由加料口加到高速旋转的圆盘上，由于惯性离心力作用，粒子被散开，在散升的过程中粒子间相互混合。混合后的药物由排出口排出。回转圆盘型混合机处理量较大，混合时间短，可连续操作。

第五章 中药前处理技术

第一节 提取技术

中药原材料为天然植物、动物、矿物等，它们内部含有有效成分、辅助成分和无效成分。出于控制产品质量、制备合适剂型、降低原药材毒副作用、扩大中药资源、方便进行化学合成或结构修饰等目的，中药材在做成制剂之前，需先将其有效成分提取分离出来。

一、概述

我国中药资源丰富，不同的中药，所含成分不同，所采用的提取方法也不同。中药有效成分的提取方法主要是经典的溶剂提取法，其次还有水蒸气蒸馏法、升华法、压榨法等。

（一）溶剂提取法

根据中药材中各种成分在不同溶剂中的溶解度不同，选用对有效成分溶解度最大、对杂质成分溶解度小的溶剂，将有效成分从药材组织中溶解出来的方法。

1. 煎煮法　煎煮法是我国最早使用的传统浸出方法。用水为溶剂，将中药材饮片或粗粉加热煮沸一定时间，以浸提药材有效成分的方法。适用于有效成分能溶于水，且对湿、热较稳定的药材。此法能煎出大部分有效成分，但煎出液杂质较多，且容易发生霉变。一般药材宜煎2次。

2. 浸渍法　用定量的溶剂，在选定的温度下，将药材饮片浸泡一定的时间，以浸出药材成分的方法。

按照浸渍温度的不同，分为室温下操作的冷浸渍法、40~60℃范围操作的温浸渍法、加热到沸点以下的热浸渍法。依每批药材的浸渍次数，浸渍法也分：单次浸渍法和重浸渍法。浸渍法适用于黏性药材、无组织结构的药材、价格低廉的芳香性药材。

3. 渗漉法　将中药饮片先装在渗漉器中用溶剂浸渍24~48小时，然后不断向渗漉器内添加新溶剂，使其自上而下渗透过药材，从渗漉器下部流出、收集浸出液的一种浸出方法。

当溶剂渗透进药粉细胞内溶出成分后，由于比重加大而向下移动，上层新加入的溶剂置换其位置，造成良好的浓度差，使扩散能更好地进行，提取处于动态过程中，故浸出效果优于浸渍法。

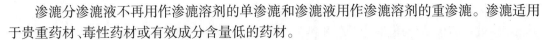

渗漉分渗漉液不再用作渗漉溶剂的单渗漉和渗漉液用作渗漉溶剂的重渗漉。渗漉适用于贵重药材、毒性药材或有效成分含量低的药材。

4. 回流提取法　用易挥发的有机溶剂提取药材有效成分，在提取过程中，对放出的提取液加热蒸发，蒸发出来的溶剂蒸汽冷凝后，再回流到提取器中充分浸出药材成分。

按照提取过程的温度，回流提取法分为回流冷提法、回流温提法、回流热提法，各自对应操作温度分别为：室温、40~60℃范围的操作、加热到沸点以下。

5. 超声波提取　超声波可使物质内的微气囊形成定向扩散效应，体积增大的微气囊膨胀到一定程度后将突然瞬间闭合，产生微激波，压强高达几千个大气压，促使生物体和细胞破裂，细胞内成分迅速溢出扩散，此现象称为超声波的空化效应。超声波提取正是利用这种空化效应，以及机械效应和热效应，通过增大介质分子的运动速度，增强介质穿透力，以提取中药有效成分的一种方法。

超声提取无需加热，适用于热敏性物质的提取，同时溶剂用量少、总提取物成分含量高，有利于进一步精制。

6. 微波辅助提取　主要利用微波产生的热效应，通过选择性加热来提高提取效率。溶剂的极性影响微波的作用机制，对于非极性溶剂，因溶剂对微波透明，使微波直接透过而到达植物物料的内部维管束和腺细胞内，细胞受热温度升高，细胞内压强变大，超过细胞壁膨胀能力，细胞破裂，内部物质流出；若为极性溶剂，则溶剂能更好地吸收微波能，提高其活性，有利于有效成分的浸出。

微波提取能对体系中不同组分进行选择性加热，促进了目标组分与基体物质的直接分离，具有快速、节能、节约溶剂、污染小的特点，且受热时间短，特别适用于热敏性组分的提取。

7. 超临界流体萃取　处于临界压强和临界温度以上的气体即为超临界流体。该流体扩散系数和黏度接近于气体，表面张力为零，渗透力强；而它具有的溶剂性能却接近于液体，而且对溶质的溶解能力随超临界流体密度提高而增大。二氧化碳因临界条件好、无毒、不污染环境、安全和可循环利用等优点，成为最常用的超临界流体。

超临界萃取流程主要由萃取段和解析段两段所构成，依两段的操作条件差异而形成等温降压、等压升温、等压等温吸附等流程，前面两种流程，对解析段分别降低操作压强或提高温度，减小超临界流体的密度，降低其对组分的溶解度，使目标组分被解析分离；后一流程在解析段内送入吸附剂吸走所萃取的溶质。

超临界流体为非极性溶剂，对极性物质有良好的溶解能力，但对极性组分溶解能力就较差，所以，可通过向超临界流体中添加极性不同的夹带剂，调节其极性，提高极性组分在超临界流体中的溶解度。常用夹带剂为乙醇。

（二）水蒸气蒸馏法

水蒸气蒸馏法适用于难溶或不溶于水、与水不会发生反应、能随水蒸气蒸馏而不被破坏的中药成分的提取，如挥发油的提取。该类组分在一定的操作温度下，有确定的蒸汽压，当与水一起加热时，其蒸汽压和水的蒸汽压总和达到水在操作温度下的饱和蒸汽压时，水将沸腾，水蒸气将挥发性物质一并带出。

（三）升华法

中草药中有些成分具有升华性质，在固态下受热后会直接气化，遇冷后又凝固为原来的固体化合物。例如从樟木中提取樟脑,茶叶中提取咖啡碱都常用升华法。

该法虽然简单易行,但因为升华所需温度较高,常致中草药炭化,炭化产生的焦油状物,容易黏附在升华物上,不易精制除去;且升华往往并不完全,产率低。所以,实际提取很少采用。

(四)压榨法

某些中药材的有效成分存在于植物的液汁中且含量较高,可将新鲜原料直接压榨,压出汁液。

二、提取工艺与设备

(一)提取工艺

1. 单级单次提取　通常在常压下,将药材和溶剂一次性加入到提取罐中,经一段时间提取后放出提取液、排出药渣。也称简单一级提取,工艺简单,提取效率低。

2. 单级多次提取　将一批药材在同一提取罐中提取多次,每次提取液放出后,重新加入新鲜溶剂。工艺简单,提取率高,但溶剂用量较多,提取液浓度偏低。

3. 回流冷浸、温浸　冷浸时,提取罐夹套不通入加热蒸汽,罐内维持常温;温浸时则通入蒸汽,使罐内温度控制为40~50℃。中药饮片和定量的溶剂放置于罐内,排出空气,药材浸泡润湿,当提取液浓度达到要求值后,泵送到浓缩罐浓缩,浓缩排放的蒸汽经气液分离、冷凝、冷却为常温液体进入中间贮罐,作为回流溶剂,不断回补到提取罐,反复浸提。浓缩后的提取液由浓缩罐排出。

4. 回流热浸　中药饮片和定量的溶剂放置于罐内,排出空气。提取罐夹套通热水或热蒸汽,使罐内温度达到65~90℃,产生的溶剂蒸气经冷凝、冷却、中间贮罐回流到提取罐,循环使用溶剂。随药材蒸气上行的有时还有药材中的挥发油,因此,冷凝下来的溶剂蒸汽可用油水分离器回收被提取出的挥发油。

回流提取工艺中,溶剂被回流使用,可节省溶剂;新鲜溶剂不断循环,使提取药材外表面周围的溶液和细胞组织内容物有效成分的浓度差保持最大,从而增大扩散速率,提高了提取率。

5. 罐组提取　将两个或两个以上提取罐串联组合,各罐依次轮流与提取系统分离进行卸料和加料,以完成提取操作的工艺。

罐组提取是用重渗漉法进行静态间歇式提取的。提取时,药材分别装入系统的各罐,加溶剂待浸涨药材后,连续向首罐加入溶剂,由首罐连续流出的提取液顺次通过后面各罐,提取液在流动过程中浓度逐渐升高。当首罐提取完全后,断开其与提取系统的连通,进行卸料和重新加料,并在提取系统末端补充以一个已做好加料准备工作的新提取罐。之后改为向第二罐中通入新鲜溶剂,继续对后面罐组提取。如此循环,每一罐都在提取完全后依次轮流与提取系统分离并重新加料。

罐组提取的提取液浓度和提取率较高,适用于大批量药材的生产。

(二)提取设备

1. 多功能提取罐　多功能提取罐适用范围广,既可常温常压提取,也可以加压、加热提取;既可用于中药材水提取、醇提取、水蒸气蒸馏提取挥发油,也可以回收药渣中的溶剂。因用途广,所以称为多功能提取罐。

设备的主要组成部分包括:罐体、加料口、出渣门、提升气缸、出渣门气缸、夹层、消泡器、冷凝器、冷却器、油水分离器等。加料口、出渣门均以压缩空气为动力,控制其启闭,提升气缸驱动罐内料叉,对因溶胀架桥而难以出料的药渣予以提升,实现自动排渣。夹套内可通蒸汽加热或通水冷却。在出渣口上设有活底滤板,使药渣和浸出液得到了较为理想的分离,冷凝器、冷却器在热提时用于溶剂回收循环使用。

在多功能提取罐中设置桨式或搅笼式搅拌装置,则成为动态多功能提取罐。搅拌可降低物料周围溶质的浓度,有助于提高扩散推动力,增大提取速率。

2. U形螺旋式提取器　U型螺旋式提取器由进料管、出料管、水平管及螺旋输送器组成,各管都设有夹层,以通蒸汽加热。

提取时,药材自进料管连续加入,由螺旋输送器推送至水平管,再到达出料管,药渣由出料管连续排出。溶剂在出料管一侧进口连续加入,与药材反方向流动,形成逆流提取,提取液经滤网过滤后,从出液口排出。整个系统处于密闭状态,适用于挥发性有机溶剂的提取操作,自动连续进料、出料,劳动强度低,而浸出率较高。

3. 平转式连续逆流提取器　平转式连续逆流提取器利用一个绕竖直轴线旋转的水平圆筒环在回转一圈的过程中来完成中药材提取。其主体结构为水平方向的同心圆环,圆环内被分成上下两层。上层用径向隔板分成12~18个扇形料格,每个扇形料格下部设置筛底,其一侧与料格铰接,另一侧可自行开启,筛底下有两个滚轮,分别支撑在内轨和外轨上,可驱动上层同心圆环在水平方向上顺时针旋转。

各料格下部为贮槽,贮槽内附属设施随上方各料格所起作用而不同,如1~9和12料格为浸出液贮槽,每格底附有加热器和引出管,用于将由泵引出的浸出液加热,对下一格药材喷淋或直接排出最终提取液。而第11格为药渣排出格,对应的下方贮槽则直接连通排渣管路。

新鲜药材被送入到第9扇形格。第8扇形格为最终浸出液出料格,此格底部大部分液相被引出作为产品,剩余液相送到第9格喷淋、润湿新药材。新鲜溶剂由1、2格引入,此两格浸出液收集后,泵送入第3格喷淋药材,之后各扇形格底部浸出液逆时针泵送前行。第12格为淋干格,不用溶剂或浸出液喷淋,单纯为了药渣排出而淋干。第11格中,底部筛底将脱落,药渣漏下。第10格为复位格,筛底经上坡轨回复平整,为下一格——第9格的加料做准备。

平转式连续逆流提取器可密闭操作,用于常温和加温渗漉,水或醇提取。在浸出制剂及油脂工业应用广泛。

4. 热回流循环提取浓缩机　热回流循环提取浓缩机是一种动态提取浓缩机组,集提取浓缩为一体。

该机由浸出部分和浓缩部分构成,浸出部分包括:提取罐、消泡器、提取罐冷凝器、油水分离器、过滤器、泵;浓缩部分包括:蒸发器、冷凝器、冷却器、冷凝液贮罐。

操作时,将药材装入提取罐,加药材5~10倍体积量的适宜溶剂,开启提取罐和夹套的蒸汽阀,加热至沸腾20~30分钟后,用泵将浸出液的1/3抽入浓缩蒸发器。此时关闭蒸汽阀,开启浓缩加热器蒸汽阀,浓缩产生的二次蒸汽,通过蒸发器上升管送入提取罐,作为提取罐的溶剂和蒸汽。提取罐内继续生成的气相和由浓缩器送来的未及时液化的二次蒸汽部分,继续上升,经冷凝器、油水分离器后,新溶剂回落到罐内,促进药材有效成分的高速浸出,罐内浓缩液从罐底经抽滤管送入浓缩器浓缩,直至罐内完全提取(此时罐内提取液无色)。之后,关闭提取器和浓缩器之间的蒸汽阀,浓缩器生成的二次蒸汽送入浓缩冷凝器,将药液浓缩到指定浓度放出。提取罐内的无色液体,可放入贮罐作下一批提取的溶剂。

热回流循环提取浓缩机由于热溶剂回流使用,既省溶剂用量,也降低了能耗;新溶剂在罐内从上而下高速通过液层,形成高浓度差,提取速度快、提取收率高,与多功能提取罐相比,收膏率要高出10%~15%,有效成分含量高1倍以上;提取操作一般7~8个小时完成,耗时更短,设备利用率高。

5. 超声萃取设备　一般采用直接超声提取装置,分清洗槽式和探头式。清洗槽式利用换能器将超声波导入萃取器中。探头式中探头是变幅杆,使振幅放大,保证能量集中。变幅杆和换能器紧密相连,然后插入萃取系统,探头端面处声能密度很高,一般大于$100W/cm^2$。

第二节　纯 化 技 术

一、概述

用各种提取方法所得到的中药提取液或提取物仍然是混合物,体积较大,有效成分含量低,杂质多,需要进一步去除杂质,进行分离与纯化。

总体而言,分离和纯化的目的有:

1. 减少体积,提高有效成分含量,以适应剂型和临床用药的需要。药材杂质含量高、体积大,不能制成大小适当的片剂、滴丸剂、胶囊剂或其他剂型。

2. 提高药物的稳定性。由于提取物中含有大量树脂、黏液质、胶质、鞣质、蛋白质等杂质,使得液体制剂在存放时不稳定,易出现沉淀,在配制前应尽量除去这些杂质。

3. 中药注射剂对原料有特殊的要求。以有效部位为组分的注射剂,有效部位的含量应不低于总固体的70%,静脉注射用的不低于80%,以净药材为组分的注射剂,所测成分的总含量不低于总固体的20%,静脉注射用不低于25%。这就要求对有效部位和中药提取中间体进行纯化。

二、纯化方法

1. 超速离心法　是通过离心机的高速旋转形成离心力场,利用混合液各组分之间的密度差使药液中杂质沉淀并除去的一种方法。比较适合于分离沉降过滤等难以除去的细微粒或絮状物的悬浮液。有人对高速离心法、多级过滤法、水醇法用于制备中药口服液进行了比较研究,结果表明,用高速离心法制备的归脾汤、小柴胡汤、一贯煎等中药口服液在保留多糖、黄芪甲苷、黄芩苷等有效成分的含量及保证成品的澄明度上明显优于水醇法和多级过滤法。

超速离心设备常用有:三足式离心机、碟式离心机、管式高速离心机。

2. 凝胶层析法　也称为分子筛过滤或排阻层析。凝胶过滤介质是由交联葡聚糖LH-20(sephardex LH-20)和交联葡聚糖LH-60(sephardex LH-60)经过羟丙基改性后的适合中小分子药物分离纯化的介质。单个凝胶珠本身像个"筛子",不同类型凝胶的筛孔的大小不同。如果将这样的凝胶装入一个足够长的柱子中,就做成了一个凝胶柱。当含有大小不同的蛋白质样品加到凝胶柱上时,比凝胶珠平均孔径小的蛋白质就能连续不断地穿入珠子的内部,这样的小分子不但其运动路程长,而且受到来自凝胶珠内部的阻力也很大,所以越小的蛋白质,把它们从柱子上洗脱下来所花费的时间越长,凝胶中只有很少的孔径可接受大的蛋白。因此,大的蛋白质直接通过凝胶珠之间的缝隙首先被洗脱下来。凝胶过滤所用的凝胶孔径大小的选择主要取决于要纯化的蛋白质分子量。被分离物质的分子质量不同,能够渗入凝胶颗粒内部的程度不同,它们在凝胶柱中层析时被洗脱下来的速度也不同,从而实现不同分子质量物质的分离。

该分离方法的柱料用量少、使用周期长、再生容易、重复性好,是一种省时、省力的分离方法。

3. 膜分离技术 膜分离技术可实现分子级别的纯化分离。该技术以选择性透过膜为分离介质,当膜两侧存在某种推动力,如压力差、浓度差、电位差等时,原料侧各组分可选择性地透过膜,以达到分离、提纯的目的。该技术具有可常温操作、分离过程不发生相变化、能耗低、分离系数较大的特点。根据膜材料的不同,可分为无机膜和有机膜,无机膜主要是陶瓷膜和金属膜,有机膜是由高分子材料做成的,如醋酸纤维素、芳香族聚酰胺、聚醚砜、聚氟聚合物等。

错流膜工艺中各种膜的分离与截留性能以膜的孔径和截留分子量来加以区别:

(1)微滤(MF):又称微孔过滤,它属于精密过滤,其基本原理是筛孔分离过程。其应用范围主要是从气相和液相中截留微粒、细菌以及其他污染物,以达到净化、分离、浓缩的目的。膜的孔径通常在0.1~1μm,故微滤膜能对大直径的菌体、悬浮固体等进行分离。可作为一般料液的澄清、保安过滤、空气除菌。

(2)超滤(UF):是介于微滤和纳滤之间的一种膜过程,膜孔径在0.05μm至1nm之间。超滤是一种能够将溶液进行净化、分离、浓缩的膜分离技术,超滤过程通常可以理解成与膜孔径大小相关的筛分过程。以膜两侧的压力差为驱动力,以超滤膜为过滤介质,在一定的压力下,当水流过膜表面时,只允许水及比膜孔径小的小分子物质通过,达到溶液的净化、分离、浓缩的目的。

对于超滤而言,膜的截留特性是以对标准有机物的截留分子量来表征,通常截留分子量范围在1000~300 000,故超滤膜能对大分子有机物(如蛋白质、细菌)、胶体、悬浮固体等进行分离,广泛应用于料液的澄清、大分子有机物的分离纯化、除热源。

(3)纳滤(NF):是介于超滤与反渗透之间的一种膜分离技术,其截留分子量在80~1000的范围内,孔径为几纳米,因此称纳滤。基于纳滤分离技术的优越特性,其在制药、生物化工、食品工业等诸多领域显示出广阔的应用前景。

对于纳滤而言,膜的截留特性是以对标准$NaCl$、$MgSO_4$、$CaCl_2$溶液的截留率来表征,通常截留率范围在60%~90%,相应截留分子量范围在100~1000,故纳滤膜能对小分子有机物等与水、无机盐进行分离,实现脱盐与浓缩的同时进行。

(4)反渗透(RO):是利用反渗透膜只能透过溶剂(通常是水)而截留离子物质或小分子物质的选择透过性,以膜两侧静压为推动力,而实现的对液体混合物分离的膜过程。反渗透是膜分离技术的一个重要组成部分,因具有产水水质高、运行成本低、无污染、操作方便运行可靠等诸多优点,而成为海水和苦咸水淡化,以及纯水制备的最节能、最简便的技术。已广泛应用于医药、电子、化工、食品、海水淡化等诸多行业。反渗透技术已成为现代工业中首选的水处理技术。

反渗透的截留对象是所有的离子,仅让水透过膜,对NaCl的截留率在98%以上,出水为无离子水。反渗透法能够去除可溶性的金属盐、有机物、细菌、胶体粒子、发热物质,也即能截留所有的离子,在生产纯净水、软化水、无离子水、产品浓缩、废水处理方面反渗透膜已经应用广泛。

膜分离设备的主要分离部件是膜组件,膜组件结构型式有:板框式、管式、螺旋卷式、中空纤维式等。

4. 大孔吸附树脂分离纯化 大孔树脂(macroporous resin)又称全多孔树脂,它是由聚合单体和交联剂、致孔剂、分散剂等添加剂经聚合反应制备而成。聚合物形成后,致孔剂被除去,在树脂中留下了大大小小、形状各异、互相贯通的孔穴。因此大孔树脂在干燥状态下其内部具有较高的孔隙率,且孔径较大,在100~1000nm之间,故名为大孔树脂。树脂吸附作用是依靠它和被吸附的分子(吸附质)之间的范德华引力,通过它巨大的比表面进行物理吸附而工作,使有机化合物根据吸附力及分子量大小被吸附,而后经一定溶剂洗脱而达到分离、纯化、除杂、浓缩等目的。大孔吸附树脂按其极性大小和所选用的单体分子结构不同,可分为非极性、中极性和极性三类。

吸附条件和解吸附条件的选择直接影响着大孔吸附树脂吸附工艺的好坏,因而在整个工艺过程中应综合考虑各种因素,确定最佳吸附解吸条件。影响树脂吸附的因素很多,主要有被分离成分性质(极性和分子大小等)、上样溶剂的性质(溶剂对成分的溶解性、盐浓度和pH值)、上样液浓度及吸附水流速等。通常,极性较大分子适合采用中极性树脂分离,极性小的分子适用非极性树脂分离;体积较大的化合物选择较大孔径树脂;上样液中加入适量无机盐可以增大树脂吸附量;酸性化合物在酸性液中易于吸附,碱性化合物在碱性液中易于吸附,中性化合物在中性液中吸附;一般上样液浓度越低越利于吸附;对于滴速的选择,则应保证树脂可以与上样液充分接触吸附为佳。影响解吸条件的因素有洗脱剂的种类、浓度、pH值、流速等。洗脱剂可用甲醇、乙醇、丙酮、乙酸乙酯等,应根据不同物质在树脂上吸附力的强弱,选择不同的洗脱剂和不同的洗脱剂浓度进行洗脱,通过改变洗脱剂的pH值可使吸附物改变分子形态,易于洗脱下来,洗脱流速一般控制在0.5~5ml/min。

5. 高速逆流色谱技术 高速逆流色技术(high-speed countereurrent chromatography HSCCC)是在液液分配色谱的基础上建立的一项分离技术。它依靠聚四氟乙烯(PTFE)蛇形管的方向性及特定的高速行星式旋转产生的离心力场作用,使无载体支持的固定相稳定地保留在蛇形管中,并使流动相单向、低速通过固定相,在短时间内实现样品在互不相溶的两相溶剂系统中高速分配,继而达到连续逆流萃取分离物质的目的。高速逆流色谱分离法不仅适用于非极性化合物的分离,也适用于极性化合物的分离,还可以应用于进行中药粗提物中各组分的分离或进一步的纯化精制。

高效逆流色谱装置由主机、检测器、中亚恒流泵和水浴组成。

由行星齿轮带动圆柱筒旋转,圆筒内缠绕着由聚四氟乙烯做成的螺旋管,管内流通液体。若抽取出柱子上一段缠绕的螺旋管,截取一小段管路将其拉直,在一段螺旋管中引入两相液体,然后让螺旋管绕其中心缓慢的旋转,两相液体都向一端迁移,我们把这端定义为首端,另一端定义为尾端。当达到平衡的时候,每一项都均匀占据在螺旋管中。但是当螺旋管到达一定转速时,就会使得轻相都偏向首端,重相都偏向尾端,所以当我们从尾端引入轻相时,轻相就会穿过重相到达首端。反之,当我们从首端引入重相时,重相就会穿过轻相到达首端。正是由于如此,液体就会保留在螺旋管中,而不会被推出来。这就是它为什么能拿液体当固定相的原因。

高速逆流色谱对物质的分离是靠不断的萃取来达到的,螺旋管内侧,两个离心力方向相反,这样离心力使得两相液体混合,就像分液漏斗的摇匀。在外侧,两个离心力同向,这样离心力使得两相液体分离,就相当于分液漏斗静止分层。分离混合每分钟可达1400多次。

因为样品中的每种物质在轻重相溶解的浓度不同。我们定义一个K值,这个值指的是物质在固定相浓度和流动相浓度的比值(式5-1)。

$$K=C_s/C_m \qquad (式5-1)$$

C_s—某一物质在固定相的浓度。

C_m—某一物质在流动相的浓度。

当K值不同时,其洗脱速度就不一样,K值越大,洗脱速度越慢,反之,则洗脱速度越快。利用这一差异,使得样品达到分离。

6. 分子蒸馏技术 又称短程蒸馏,属于一种新技术。分子蒸馏是一种特殊的液—液分离技术,它不同于传统蒸馏依靠沸点差分离原理,而是靠不同物质分子运动平均自由程的差别实现分离。在高真空度下,当液体混合物沿加热板流动并被加热时,轻、重分子会逸出液面而进入气相,由于轻分子的平均自由程大于重分子的平均自由程,因此,不同物质的分子从液面逸出后移动距离不同,若能恰当地设置一块冷凝板,则轻分子可到达冷凝板被冷凝排出,而重分子不能达到冷凝板,将随混合液排出。从而实现物质分离的目的。

分子蒸馏过程包括如下四个步骤:

(1)分子从液相主体向蒸发表面扩散:通常,液相中的扩散速度是控制分子蒸馏速度的主要因素,所以应尽量减薄液层厚度及强化液层的流动。

(2)分子在液层表面上的自由蒸发:蒸发速度随着温度的升高而上升,但分离因素有时却随着温度的升高而降低,所以,应以被加工物质的热稳定性为前提,选择经济合理的蒸馏温度。

(3)分子从蒸发表面向冷凝面飞射:蒸气分子从蒸发面向冷凝面飞射的过程中,可能彼此相互碰撞,也可能和残存于两面之间的空气分子发生碰撞。由于蒸发分子远重于空气分子,且大都具有相同的运动方向,所以它们自身碰撞对飞射方向和蒸发速度影响不大。但残气分子在两面间呈杂乱无章的热运动状态,其分子数目的多少是影响飞射方向和蒸发速度的主要因素。

(4)分子在冷凝面上冷凝:只要保证冷热两面间有足够的温度差(一般为70~100℃),冷凝表面的形式合理且光滑,则冷凝步骤可以在瞬间完成,所以选择合理冷凝器的形式相当重要。

一套完整的分子蒸馏设备主要包括:分子蒸发器、脱气系统、进料系统、加热系统、冷却真空系统和控制系统。分子蒸馏装置的核心部分是分子蒸发器,其种类主要有3种:①降膜式:为早期形式,结构简单,但由于液膜厚,效率差,当今世界各国很少采用;②刮膜式:形成的液膜薄,分离效率高,但较降膜式结构复杂;③离心式:离心力成膜,膜薄,蒸发效率高,但结构复杂,真空密封较难,设备的制造成本高。为提高分离效率,往往需要采用多级串联使用而实现不同物质的多级分离。

第三节 浓 缩 技 术

一、概述

将提取所得溶液置于蒸发器中,加热到沸腾状态,使溶剂不断汽化,提高溶质浓度的过程即为浓缩。一般浓缩所处理的溶液,溶质不具挥发性,被汽化出来的都是溶剂。制剂生产过程的溶剂可以是水,也可以是乙醇等其他化学溶剂,但为了阐述的方便,本节以溶剂为水来论述,其原理、设备和流程同样适用于化学溶剂情况。

在生产企业,浓缩应用的热源大多为饱和水蒸气,称为加热蒸汽或生蒸汽,浓缩时溶剂(即水)汽化也生成蒸汽,为区分,该部分蒸汽称为二次蒸汽。根据二次蒸汽的冷凝潜热是否被继续用于蒸发操作过程,蒸发流程有单效蒸发和多效蒸发之分。凡只用一台蒸发器,且所生成的二次蒸汽直接送至冷凝器冷凝,不再应用其冷凝潜热的流程就是单效蒸发流程。若浓缩过程中,多台蒸发器串联组合,前一效二次蒸汽送入后一效,作为后一效的加热蒸汽,就构成多效蒸发。显然,多效蒸发比单效蒸发更节能、更经济。

蒸发浓缩可以在不同的压强条件下进行,制剂浓缩大多采用减压蒸发,或称为真空蒸发、真空浓缩。在减压状态下,溶液沸点降低,对热敏性物料有利,同时也增大了传热温度差,但减压操作需增设真空泵,增加了设备投资,也使溶液黏度变大,将降低蒸发器传热速率。

蒸发的过程从实质上来说,就是一个传热过程,且大多为间接接触式传热过程,但与一般传热过程相比,两者又有着如下多点区别:

(1)蒸发过程为两侧流体都有相态变化的传热过程。

(2)溶液在蒸发过程中,伴随着浓度的升高,它的物理性质也随之变化: 黏度升高、腐蚀性增强、容易结晶、容易结垢、有时还有大量泡沫产生,等等。这些性质的变化是在蒸发操作、选用蒸发器型式时必须考虑的方面。

(3)跟纯溶剂相比,溶液沸点要更高,会导致传热温度差降低。

(4)蒸发操作是一个极其消耗能量的过程,但也生成了大量热能很高的冷凝水、二次蒸汽,如何合理地利用这些产物中的能量,使过程更加节能,也是蒸发工艺值得研究的内容。

二、蒸发器

制剂过程基本采用间接接触式蒸发器。这种蒸发器有两个基本组成部分: 加热室和分离室,前者将溶液加热到沸点、实现溶剂汽化,后者将二次蒸汽和所夹带的液滴分离。根据溶液在加热室中流动情况,间接接触式蒸发器分成两大类: 循环型和单程型。

(一)循环型蒸发器

也称为非膜式蒸发器,在该型蒸发器中,溶液连续循环流动于加热室,借助长时间的传热,提高溶液的受热程度。溶液循环运动的原因,既可以是自然循环,也可以是强制循环,前者因溶液内部温度差引起密度差导致,后者由外力推动产生。

1. 中央循环管式蒸发器 加热室中间竖直布置了一根大直径粗管,周边均布许多规格相同的细直径管。细管溶液受热程度高于粗管,气化率高,所以细管溶液的密度小,粗管溶液密度大,从而形成了溶液沿粗管下降、沿细管上升的循环流动。粗管称为中央循环管或降液管,细管称为加热管或沸腾管。中央循环管截面积一般为加热管总截面积的40%~100%,管束高度为1~2m,细管长径比为20~40,溶液循环速度为0.4~0.5m/s。

中央循环管式蒸发器主要适用于结垢不严重、腐蚀性较小的溶液的浓缩。

2. 外热式蒸发器　加热室和分离室做成分体结构,溶液在加热室加热管内受热上升,经连通管送入分离室,二次蒸汽脱离液面继续上行,部分溶液被连续取出作为完成液,剩余溶液汇合新送入原料液经循环管下行进入加热室内的加热管。循环管溶液不受热,所以加热管内溶液与循环管内溶液密度差异更大,溶液循环速度更高,可达1.5m/s。

3. 列文式蒸发器　在浓缩时有大量晶体析出的溶液,适合采用列文式蒸发器。该型蒸发器结构近似外热式蒸发器,溶液沿循环管下降、沿加热管上升,但两管高度都被增加,达到7~8m。在加热管上方设置有一段高度为2~3m的空白圆筒段作为沸腾室,沸腾室内无传热面,只装设挡板以避免气泡变大。因空白圆筒段产生的附加液柱静压强,使得加热管内溶液的温度虽然较高,但并不在加热管处沸腾汽化,溶液只有上升到空白圆筒段才出现沸腾,所以,加热面处不形成晶垢,传热效果好,溶液循环速度也较高,可达2.5m/s。缺点是:安装位置要求有足够的高度;金属材料消耗大,造价高;而由附加液柱生成的较高静压强,使溶液有一定的温度差损失,加热蒸汽须有更高温度。

4. 强制循环型蒸发器　由循环管下行的溶液和原料液汇集后,用泵送入加热管受热沸腾汽化。借助外力推动,溶液循环速度高,达2.5~5.0m/s。该蒸发器适合于易结晶、易结垢、高黏度溶液的浓缩,但动力消耗较大。

(二)单程型蒸发器

膜式蒸发器即是单程型蒸发器。在此类蒸发器中,溶液以传热效果非常好的一层薄液膜方式流过加热管,且只流经一次,用时极短,从几秒到十几秒,便达到浓缩要求。

循环型蒸发器内,溶液循环流动于加热管,滞留液量大,停留时间长,对热敏性物料的浓缩是极其不利的。因此,热敏性物料浓缩时,用膜式蒸发器更符合溶液物性状况。

1. 升膜蒸发器　经预热接近或已达到沸点的溶液,从加热管的底部流入,受热后即汽化,生成大量二次蒸汽,高速上行的二次蒸汽拉拽后续溶液,使之在加热管壁面形成薄膜且沿管壁向上流动,继续受热生成蒸汽,继续拉动溶液。到达加热管顶部后,气液混合物由连接管进入分离室,进行气液分离。

送入升膜蒸发器的溶液需要先预热到接近沸点,否则,加热管最初一段必须用来对溶液先行加热升温到沸点,产生的二次蒸气量少,溶液的薄膜流动方式不能生成。

升膜蒸发器主要适用于低浓度、低黏度或浓缩时有泡沫生成的溶液的浓缩。

2. 降膜蒸发器　溶液被送到加热管的顶部,通过设置于此处的液体分布器,使溶液在管内形成薄液膜而向下流动受热汽化,气液混合物经加热管下方连接管进入分离室。

降膜蒸发器中常用的三种液体分布器,分别是带螺旋沟槽的圆柱、外形上小下大的圆锥、管端齿缝。其中圆锥底面做成内凹形状,是为了防止液体在此聚集而直接滴落,不能良好受热。

降膜蒸发器适用于浓度较大、黏度较高溶液的浓缩。

3. 升降膜蒸发器　当安装蒸发器的位置处厂房高度受限,或所处理的溶液在浓度变化时黏度随之变化极快,此时,宜应用升降膜蒸发器。

已经预热到沸点的溶液送入蒸发器,先进行升膜段蒸发,后进行降膜段蒸发。

4. 刮板搅拌薄膜蒸发器 设备主体为一空心圆筒,外设夹套,夹套有时被分成几段,每段可通入压强不同的水蒸气,以适应溶液在圆筒内不同位置上的受热需要。圆筒中有一根由电动机驱动的转轴,转轴上由上而下分别安装除沫器、物料分配盘、数块刮板,刮板与器壁间隙极小,为0.75~1.5mm。

溶液从进料管送到分配盘,在分配盘的离心旋转作用下被甩向器壁,重力作用使溶液沿器壁下行,在刮板区由刮板刮成薄液膜,受热沸腾汽化。刮板的每次刮带既更新液膜,又推动溶液继续向下流动,通过多块刮板后,溶液浓缩到规定浓度,完成液从圆筒底部排出,生成的二次蒸汽上行,经除沫器除沫后,经排气管流入冷凝器。

由于采用刮板成膜、翻膜,且物料薄膜不断被搅动,反复更新加热表面和蒸发表面,所以,刮板搅拌薄膜蒸发器传热系数极高、蒸发时间短,特别适用于高黏度、易结晶、易结垢、热敏性物料的浓缩。但转动轴传递的力矩,额外消耗了动力。设备外形做成长筒形,也正是为了节省动力。

5. 离心薄膜式蒸发器 该类蒸发器利用高速旋转转鼓产生的离心力将溶液均布成流动薄膜而实现溶液浓缩。设备主体为杯形转鼓,鼓内叠放多组梯形离心碟,每个离心碟由上、下碟片和套环构成,两碟片上端在拐弯处紧密贴合,下端分别插入套环的中部和底部,使得两碟片之间为中空结构,在此通入加热蒸汽,起加热夹套作用。

工作时,溶液由送料管喷嘴喷至每组离心碟下碟片的外表面,在此表面溶液由离心力分布成向外扩散的薄层液膜,加热蒸汽通过中空转轴内的进气管,经各套环的横向小孔进入离心碟的内部空间,在此放热,对溶液浓缩,生成的冷凝水被离心力迅速甩到上碟片的下表面,从小通道流出落到转鼓最低位置,从冷凝水管排走。溶液浓缩后获得的浓溶液到达碟片周边沿套环的垂直通道上升至环形液槽,由上方吸液管吸出,汽化出的二次蒸汽通过碟片中部大孔上行,汇集送入冷凝器。

离心薄膜式蒸发器在加热蒸汽冷凝成水后,受到离心力的作用,被甩到非加热表面的上碟片,保持了加热表面很高的冷凝传热系数,而液态物料也在离心力作用下,湍动剧烈,且气泡能迅速挤压分离,故总传热系数极高。

(三)蒸发器的附属设施

蒸发器的附属设施有除沫器、疏水阀、冷凝器。

1. 除沫器 蒸发生成的二次蒸汽在脱离液面时,往往夹带着许多液滴,这些液滴在进入冷凝器之前必须被除尽,否则,既污染冷凝器,也影响产品收率。蒸发器的分离室可初步完成此工作,除此外,各蒸发器还另外在顶部或二次蒸汽流通管中设置除沫器。

2. 疏水阀 加热蒸汽放热后,变成冷凝水,冷凝水需及时排出,以免影响蒸发器的传热效果。在冷凝水排出口处,设置疏水阀,将冷凝水及时排除,并防止加热蒸汽随同排出,造成浪费。

热动力式疏水阀因结构简单、体积小而应用较多。在加热蒸汽压力推动下,冷凝水经滤网流入阀内冷凝水入口,将阀片顶开流过排水孔由排出管排出。当冷凝水即将排尽时,冷凝水夹带的蒸汽量较多,温度较高,阀片上方背压升高。同时,蒸汽加速流过阀片与底之间的环隙造成减压,阀片因上、下的作用而自动落下,切断进出口之间的通道。经短时间后,由于疏水阀向周围散热,阀片上方蒸汽部分冷凝,背压下降,阀片重新开启,实现周期性排水。

3.冷凝器和真空装置　蒸发器产生的二次蒸汽必须送入冷凝器中冷凝,以维持蒸发器内一定的操作压强。当二次蒸汽是有价值的产品需要回收或对冷却水、空气会形成污染时,需采用间接接触式冷凝器,否则,一般采用直接接触式冷凝器。当蒸发器需在减压下操作时,冷凝器后需接真空管,以抽走冷凝器内的不凝性气体,维持减压条件。蒸发装置中,常用的真空泵为喷射泵、往复式真空泵和水环式真空泵。

(四)蒸发器的温度差损失

被蒸发处理的溶液溶质不具挥发性,溶液总体挥发性比纯溶剂更低,在相同操作压强下,溶液沸点比纯溶剂沸点更高,该现象称为沸点升高。所以,以温度相同的饱和水蒸气作为加热介质,热源与溶液之间的传热温度差比之热源与纯溶剂间的传热温度差要小,产生温度差损失。而且,温度差损失数值和沸点升高数值相等。

蒸发操作中的温度差损失不仅来源于溶液挥发性降低,也来源于另外两个方面:加热器内液层附加液柱静压强和二次蒸汽的流动阻力。

1.溶液挥发性降低产生的温度差损失 Δ'　溶液与纯溶剂相比,挥发性更低,在相同温度下,其蒸汽压也更低,因此,多数资料也把此原因归结为溶液蒸汽压下降而导致的温度差损失。

常压下,溶液的温度差损失 Δ' 可以通过实验测定,比如测得20%NaOH水溶液在常压下沸点是108.3℃,水的沸点是100℃,则该溶液的常压沸点升高值 Δ' 是8.3℃。很多资料中也可查取该 Δ' 。对非常压状态下的沸点升高,可依式5-2估算:

$$\Delta' = f\Delta'_a \qquad (式5-2)$$

式中, Δ' —加压或减压下因溶液挥发性降低而引起的温度差损失,℃

Δ'_a —常压下因溶液挥发性降低而引起的温度差损失,℃

f —校正系数,可用式5-3计算。

$$f = \frac{0.0162\,(T'+273)^2}{r'} \qquad (式5-3)$$

式中, T' —操作压强下,二次蒸汽的温度,℃

r' —操作压强下,二次蒸汽的冷凝潜热,kj/kg

溶液的沸点也可用杜林规则(Duhring's rule)计算。按照该规则,溶液和相同操作压强下标准溶液的沸点呈直线关系,只需获知两个不同操作压强下溶液和标准溶液的沸点值,即可作出一条直线,从而在确定某压强下标准溶液沸点后,由直线能查出溶液在同一压强时的沸点。一般水的沸点值易于得到,所以,常被用为标准溶液。

2.因加热管内附加液柱静压强而引起的温度差损失 Δ''　循环型蒸发器加热室内大量溶液滞留,液层内溶液因附加液柱静压强比液面处溶液沸点更高,产生温度差损失 Δ''。由于往往缺乏不同溶液在各操作压强下的沸点数据,为简便计算,此温度差损失部分一般取水在液层中间压强和液面压强下的沸点差代替,计算式为式5-4:

$$\Delta'' = t_{p_m} - T' \qquad (式5-4)$$

式中, t_{p_m} —液层中间位置操作压强下水的沸点,℃

3.因二次蒸汽流动阻力而引起的温度差损失 Δ'''　蒸发生成的二次蒸汽在由蒸发器流

到冷凝器或前一效流到后一效蒸发器过程中,因管路流动阻力而压强降低,所以到达冷凝器和后效时的温度也有所降低,产生传热温度差损失 Δ'''。该部分温度差损失值一般依经验值估算:对于效间流动, Δ''' 大致为 $1\,℃$;对蒸发器流到冷凝器, Δ''' 为 $1\sim1.5\,℃$。

(五)多效蒸发流程

多效蒸发中,将前一效产生的二次蒸汽送入后一效加热室,作为后一效的加热蒸汽,有效回收了二次蒸汽的热量,因此,和单效蒸发相比,更加节能、更加经济。显然蒸发效数增加,有更多二次蒸汽被回收利用,经济程度可更高。反映蒸发操作经济程度低的指标一般用单位蒸汽耗量,指每生成 $1kg$ 二次蒸汽所消耗的加热蒸汽质量。实际生产过程中最小单位蒸汽耗量值 e_{min} 随效数增加而降低,如单效蒸发为 1.1 、双效蒸发为 0.57 。

多效蒸发能够得以实现,必须是前效二次蒸汽的温度比后效溶液的沸点更高,所以,前效操作压强和溶液沸点也要比后效高。为此,多效操作时,后面各效基本在减压条件下进行,其压强值由冷凝器后面串接的真空泵来保证。

依据溶液和二次蒸汽的相对流向关系,多效蒸发有如下基本流程。

1. 并流加料流程　多效蒸发中,生蒸汽通入效为首效,首效的二次蒸汽通入效为第二效,以此类推排定各效序数。

进行并流加料流程,蒸汽和溶液流向相同,都从首效加入,顺次流过第二效、第三效……,最终完成液从最末效底部取出,最末效二次蒸汽送入冷凝器冷凝。顺着溶液流动方向,溶液从高沸点效流入低沸点效,处于过热状态,所以,将自蒸发额外生成更多的蒸汽;溶液也是从高压效流入低压效,可在压差作用下自行流动。但溶液流动时,逐效温度降低,黏度随之变大,同时逐效浓度升高,黏度也变大,总体结果,愈往后面各效,黏度愈高,导致总传热系数逐效下降。

2. 逆流蒸发流程　在逆流蒸发流程中,溶液和蒸汽流向相反:蒸汽通入首效,顺次流向末效;溶液从末效加入,逐效前行,最终完成液从首效底部取出。溶液的效间流动是从低压效流向高压效,需要用泵来输送;又是从低沸点效流向高沸点效,前行溶液需经一段时间预热后才能达到前效沸点,生成的二次蒸汽量更少。然则溶液逐效温度升高、浓度增大,对黏度的影响是一者升高、一者下降,两效应基本抵消,故各效溶液黏度基本维持不变,各效总传热系数大致相等。

3. 平流加料流程　在平流加料法蒸发流程中,原料液被分别送入到各蒸发器,蒸汽仍然由首效流入而顺次流到末效,每蒸发器底部分别获得完成液。此流程主要应用于蒸发过程中伴有晶体析出的情况,因效间输送时,晶体易将管路堵塞。

4. 多效蒸发的适宜效数选择　多效蒸发效数增加,单位蒸汽耗量降低,经济程度提高,但效数增多时,设备投资费也随之增加,同时单位蒸汽耗量降低的幅度也越来越低。所以,多效蒸发的效数并不是越多越好,有一个合理效数值。此值的确定既要综合经济性,也要考虑操作的可行性。

溶液在每效都存在着温度差损失,致使多效蒸发愈往后面各效,二次蒸汽温度愈低,而溶液沸点虽随操作压强下降也降低,但对温度差损失大的溶液,经若干效数后,往往使得从某效开始溶液的沸点可能超过前效二次蒸汽的温度,使蒸发传热不能继续进行。为保证每效有足够的传热温度差(不低于 $5\sim7\,℃$),对于电解质溶液,温度差损失往往较大,合理效数大多取 $2\sim3$ 效;对非电解质溶液,温度差损失较小,可取 $4\sim6$ 效;海水淡化的温度差损失为零,可取 $20\sim30$ 效。

第四节 干 燥 技 术

一、概述

在医药制剂生产中,各种固态原材料、中间产品和成品都含有一定量的湿分,出于加工、贮存、运输、使用等多方面的原因,需要将其湿分降低到工艺规定值,如中药饮片中全草、花类含水量应为7%~11%,根及根茎类应为6%~13%,果实、种子类为5%~9%;而中药片剂颗粒含水量为3%~5%,化学药品片剂为1%~3%。工程上,将凡能使物料含湿量降低的操作统称为去湿,目前应用的去湿方法一般有如下三种:

(1)机械去湿:利用沉降、过滤、压榨等机械方法除去物料中湿分。该法能耗低,能去除物料中大部分水分,但不能制得含湿量合乎规定值的干燥产品。

(2)物理化学去湿:利用吸湿剂如氯化钙、硅胶等吸收或吸附物料中的湿分。这种方法耗时长、费用高、处理量少,生产中极少使用。

(3)热能去湿:利用热能去除湿物料中的湿分,这种方法即是干燥。干燥可获得含湿量达到规定要求的产品,但能量消耗较高。

生产上,通常先用机械方法把湿物料中大部分水分除去,之后再用热能干燥去除物料中超出规定含湿量的湿分部分。

干燥可依多种方法分类。根据操作方式,有连续干燥和间歇干燥之分,连续干燥生产能力大,产品质量均匀,热效率高,劳动条件好;间歇干燥品种适应性广,设备投资少,操作控制方便,但生产能力小。

依据操作压强分为常压干燥和真空干燥。对干燥无特殊要求的物料适合采用常压干燥,当物料具热敏性、易燃、易爆或要求的含湿量极低、生成的溶剂蒸汽需要回收时,宜采用真空干燥。

根据传热方式的不同,干燥又分为:热传导干燥、热对流干燥、辐射干燥、介电加热干燥以及由几种传热方式结合的组合干燥。

(1)热传导干燥:物料直接与传热面接触,利用热量将传热面加热到足够温度后,以热传导方式把湿物料加热,使湿分汽化,汽化出来的湿蒸汽由空气带走或真空管吸出。这种传热干燥方式热能利用度高,湿分蒸发量大,干燥速度快,但需要把物料温度加热至湿分沸点,往往因温度过高而使物料过热变质。属于这类干燥方式的设备有:转鼓干燥器、真空干燥器、冷冻干燥器。

(2)热对流干燥:大多用不饱和的流动热空气作为干燥介质,空气可平行流过湿物料层表面,或穿物料层内部空隙,或将物料颗粒悬浮,空气加热湿物料,物料依先表面后内部顺序蒸发湿分,生成的湿蒸汽由空气带走。空气既起载热作用,又起载湿作用。这类干燥方式因干燥温度易于控制,物料不易过热变质,处理量大,应用最广,但热能利用度低。属于这类干燥方式的设备有:气流干燥器、流化床干燥器、喷雾干燥器等。

(3)辐射干燥:湿物料吸收红外线和太阳光产生的辐射能,使湿分尤其是水分子热运动加剧,从而将辐射能转化成热能,促使物料温度升高,湿分汽化,湿分由空气带走。一般当热辐射电磁波的频率和湿分分子热运动频率一致时,因共振效应,形成的加热干燥效应最强。安全、卫生、干燥速率快是这类干燥器的优点,但设备尤其是红外干燥器投资大,耗电高。干燥器除红外干燥器之外,还有太阳能干燥器。

（4）介电干燥: 频率在3~300MHz的电磁波称为高频波,频率在300~300 000MHz的电磁波称为微波。介电加热正是将湿颗粒放置于高频电磁场中,利用高频电磁波对物料中的湿分分子主要是水分子产生的反复极化现象,造成反复的变动与转动,形成剧烈碰撞和摩擦,将所吸收的电磁能转变为热能,使物料被加热,湿分被汽化,实现干燥目的。和其他干燥形式不同的是: 这类干燥操作湿物料并不是由表及里的干燥,而是在物料表面、内部同时进行加热,且物料深层温度高于表面,温度梯度和湿分扩散方向一致,可以加速湿分的汽化,缩短干燥时间。

（5）组合干燥: 适当地将两种或两种以上上述干燥方式串联组合,就形成组合干燥。主要适用于特性复杂的,只采用一种干燥方式难以达到工艺要求的物料干燥。生产中,有喷雾和流化床组合干燥,喷雾和辐射组合干燥等。组合干燥可以扩大干燥器的应用范围,提高经济效益。

二、干燥设备

各种干燥过程,湿物料性质差异极大,生产规模各自不同,干燥产品要求也不一样,为了适应这诸多方面的差别,干燥设备种类极其繁多。

1. 厢式干燥器　厢式干燥器是一种典型的常压间歇干燥设备,大尺寸的叫烘房,小的叫烘箱。水平气流型厢式干燥器设备主体是带有两扇箱门的长方厢体,外设保温层,内置固定盘架或小车型可推盘架,湿物料平铺于浅盘上,浅盘以一定间距放置于盘架。风机吸入的新鲜空气经预热,由分配通道分配后,平行流过物料层表面,对物料加热干燥,湿蒸汽进入空气形成干燥尾气。尾气经排气管排走,循环量可由排气管风门调节。

穿流型干燥器中,物料层放于每个由金属丝网编制或穿孔金属薄板做成的浅盘上,浅盘之间设置倾斜挡板,防止上层浅盘的干燥尾气流经下层浅盘。风机吸入新鲜空气,与一定比例循环干燥尾气混合后预热,送入每个浅盘,垂直穿行物料层对物料干燥。干燥尾气循环量可依需要而调整。

厢式干燥器也可做成热传导型,即真空盘架式。厢内密封,不再送入空气。每个物料盛放盘底部做出中空夹套通道,可通入热空气、水蒸气或热水等加热介质,将盘底加热后,传热给湿物料,将湿物料湿分汽化,湿蒸汽用真空管抽出。

厢式干燥器的优点是构造简单,设备投资少,适应性强。缺点是装卸物料劳动强度大,设备利用率、热能利用率都低,产品质量不均匀。适用于多品种、小规模、要求干燥变动条件大和干燥时间长的场合。

2. 带式干燥器　带式干燥器简称带干机。单层型带干机,湿物料经进料装置被放于多孔输送带上,输送带张紧在两根轧辊之间,轧辊由电机驱动,转速可调,轧辊带动输送带及其上面物料前行,经干燥室对物料进行干燥。

干燥室被做成多个独立单元,分别对物料层进行上吹、下吹、冷却。上吹段内热空气垂直向上吹过物料层,为使物料获得均匀干燥,下吹段内热空气竖直向下吹过物料层,干燥产品在离开干燥器之前用经除湿处理的外界新鲜空气或其他冷却介质降温。在干燥段和冷却段之间还设置隔离端,此段无干燥介质送入。每个独立单元有单独的空气处理系统,空气流量、温度、湿度、废气循环量等参数可分别调整,以便控制运行参数,优化操作。

当要求物料干燥速率低,干燥时间长时,可选用多层带式干燥器,其干燥室为一个不隔成独立控制单元的加热箱体,整个干燥过程干燥介质状态保持恒定,干燥过程中,物料经上层干燥后,依次下泄流入下层,干燥产品从最底层取出,常用为3~5层,最多15层。各层输送带运行速度有所不同,通常最后一层或数层的运行速度较低,使料层加厚,便于大部分干燥介质用于对前面各较薄物料层干燥,提高总传热速率。

带式干燥器的被干燥物料随同输送带移动时,基本不翻动,且具有基本相同的干燥时间,易于保持颗粒外形完整,产品质量也均匀。结构简单、维护方便,广泛应用于中药饮片、谷物类物质的干燥。

3. 流化床干燥器　流化床干燥器也称为沸腾床干燥器,适用于湿态下为颗粒状、粉粒状的物料。单圆筒型流化床干燥器,主体为一个空心圆筒,底部设有多孔分布板。湿颗粒由进料管进入圆筒后,在多孔分布板中形成物料层,经过滤、预热的热空气通入多孔分布板下方上行,使颗粒达到流化床状态而被干燥。

物料层的状态随热空气气速而变化。气速低时,物料层保持静止,形成静止床或固定床,为穿流干燥。气速升高达到某一数值时,颗粒床层开始松动,逐渐抬高,至某一位置,又缓慢下落,之后,再抬高、再落下,如是反复,颗粒也在床层一定区间内上下翻滚,这时达到流化床状态,颗粒床层从静止床状态转为流化床状态的初始气速称为临界流化速度。颗粒床层处于流化床状态下若继续提高气速到某一值,颗粒将被空气带出干燥器,从而转化为气流干燥器。颗粒开始被带出干燥器的空气流速为带出气速。所以维持流化床状态,空气速度必须保持在临界流化气速和带出气速之间。

因每一颗粒都悬浮在空气中,所有外表面暴露,气固间接触面积即传热面积大,极好地强化了传热,所以体积传热系数高,可达到2300~7000W/($m^3 \cdot ℃$);其结构简单,造价低,活动部件少,操作维修方便;物料的干燥时间可根据产品的含水量而调整,极适合于需要经历降速干燥阶段的过程。其被干燥的颗粒粒径以20μm~6mm为适宜,颗粒粒径过小则空气流过多孔分布板后,易形成局部沟流;颗粒粒径过大,所需的气流速度偏高,动力消耗大,且颗粒易摩擦磨损。

颗粒在床层内高度混合,受热匀称,产品质量相对均匀。但干燥产品随机出料,极易造成短路或返混。未达到干燥要求的物料被过早排送出来为短路,已达到干燥要求的颗粒未及时排出而被继续干燥,形成过度干燥产品,即为返混。

对需要长时间干燥的物料,生产上也应用多层和多室流化床。多层圆筒型流化床干燥器,湿物料加入上层多孔分布板,热空气从下层多孔分布板底部送入,上层湿颗粒经干燥后通过溢流管逐层降落到下层分布板继续干燥,干燥产品由下层出料口排出,空气沿圆筒上行,分别对两层物料干燥后从圆筒顶部排出。相比于单层型流化床,多层型的空气流动阻力更大,而如何使上层物料可被定量控制而转移到下层目前仍是多层流化床亟需解决的课题。

卧式多室流化床干燥器,在长方形外箱体内部装设一多孔分布板,板上方设置固定或活动的垂直隔板,把干燥器分成4~8个串联工作的干燥室,隔板下端和多孔分布板之间留有几十毫米的间距,活动垂直隔板还可上下移动调整此间距。物料逐室通过,最后跃过堰板出料。

热空气分别从各室多孔分布板的底部通入,其温度、湿度、流量可单独调节。与多层流化床干燥器相比,卧式多室式空气流动阻力更小,操作更加稳定可靠,但热效率低,耗气量大。

普通流化床干燥器往往出现如下问题:颗粒粒径小易导致沟流或死区;颗粒粒径分布范围广,则空气夹带现象严重;原料含湿量大时会形成团聚或结块;存在返混情况,使颗粒器内停留时间不同,干燥产品质量差异极大。为解决这些问题,开发了多种改进型流化床干燥设备,振动流化床是其中较为成功的一种。

目前应用最广的卧式振动流化床干燥机,形状和基本结构与普通卧式流化床干燥机很相似。区别在于振动流化床整个机体通过弹簧支撑在底座上,多孔板稍向出料端倾斜,机体一侧或两侧装有振动电机。物料依靠机械振动和穿孔气流双重作用流化,并在振动作用下向前运动。

该机由振动电机抛掷产生激振力,物料在给定方向的激振力的作用下跳跃前进,同时床底下输入的热风使物料处于流化状态,物料颗粒与热风充分接触,从而达到理想效果。物料自进料口进入机内,在振动力作用下,物料沿水平方向抛掷向前连续运动。热风向上穿过流化床和湿物料换热,湿空气经旋风分离器除尘后由排风口排出,干燥物料由排料口排出。

它具有非常突出的优点:

(1)在很低的气速下可获得均匀的流化,从而大大降低了能耗、颗粒间的磨损和粉尘夹带。

(2)物料停留时间分布均匀,几乎可以认为是"活塞式流动",并且停留时间易于调节控制,因此可获得非常理想的产品含水率。

4.喷雾干燥器 与其他干燥方式不同,喷雾干燥直接将液态湿物料通过喷雾器喷成雾滴分散在热气体中,使其迅速干燥从而得到干燥产品。原料液可以是溶液、乳浊液、悬浮液,也可以是熔融液或膏糊液。干燥产品可制成粉状、颗粒状、空心球或团粒状。

将液相原料喷成雾滴,使气固两相接触面积即传热面积大大增加,极好地强化了传热,提高了传热效果。有如下实验数据:将1m³液体喷成粒径为60μm的颗粒,两相接触面积可达到120m²,呈几何级别地提高了传热面积,起到了迅速干燥的作用。从原料液获得干燥产品只需5~30秒,极其适用于热敏性物料的干燥。

喷雾干燥的一种典型流程为料液经高压泵加压后被送到干燥器顶部的喷雾器中,由喷雾器喷成雾滴,分散于热气流中并下落,在到达器底之前被干燥,气固混合物由引风机吸入到旋风分离器分离,从分离器底部出口得到干燥产品。

喷雾器是喷雾干燥得以实现的关键部件,目前常用的有三种型式:

(1)离心式喷雾器:装设于干燥器顶部的一个高速旋转的、带放射形叶片的转盘,料液送入转盘中心,受离心力作用,沿叶片边缘被甩出,并因周围热气流的摩擦、阻碍与撕裂作用而形成雾滴。

离心式喷雾器操作简便,适用范围广,料路不易堵塞,动力消耗小,多用于大型喷雾干燥,也用于料液带有固相颗粒的物料。

(2)压力喷雾器:料液被高压泵压入喷嘴而高速旋转,经喷嘴底部喷出而形成雾滴。结构简单,制造成本低,但喷嘴易磨损,且料液黏度不能太大。

(3)气流喷雾器:将压力为150~700kPa的压缩空气从环形喷嘴喷出,利用高速气流流经喷嘴处形成的低压吸出中心喷嘴内的液体物料,生成的膜状料液和气体之间的速度差产生摩擦力,使得液膜被分散成为雾滴。

气流喷雾器结构简单,对各种黏度物料、含有少量固相颗粒的物料都适用,物料处理能力大,但动力消耗高。

喷雾干燥过程中,容易出现黏壁现象,即黏性的被干燥物料在未完全干燥前与干燥器器壁接触,黏附在器壁上。黏壁会影响产品粒度、质量,严重时甚至影响正常生产。防止黏壁现象既要考虑喷雾器合理的结构型式,如并流型外形设计成细长形,逆流和混合流型外形设计为低矮而粗大,也会采取一定的措施来避免,一种比较有效的途径是让热空气进入干燥塔,产生“旋转风”和“顺壁风”或两者结合方式,避免雾滴接触器壁。

5. 真空冷冻干燥器　真空冷冻干燥是将物料或溶液在低温下冻结成固态,然后在真空下将其中水分不经液态直接升华成气态而脱水的干燥过程。

可用水的相图来说明冷冻干燥的机理。凡在三相点以上的压力和温度下,水须经由固态变液态,再由液态变气态的相态变化过程;在三相点以下的压力和温度下,水可由固态不经液态直接变为气相,此过程为升华,同样条件下,气相遇冷后可变为固相,此即为凝华。根据冰的升华曲线,凡升高温度或降低操作压强,都可打破气固平衡,使整个系统朝着冰转变为蒸汽方向而运行。例如,−40℃时冰的饱和蒸汽压是13.3Pa,−60℃时冰的饱和蒸汽压是1.33Pa,所以,将−40℃时冰面上的压强降低到1.33Pa,则固态冰将直接升华成为水蒸气;若将在13.3Pa下的−40℃冰加热到−20℃,冰也将直接升华为水蒸气。冷冻干燥正是应用这样的机制,利用降压或升温方式,使冰升华为水蒸气,再把水蒸气抽走,以达到干燥的目的。

冷冻干燥过程总体可分为预冻、升华干燥、解析干燥三个阶段。

(1)预冻阶段:物料中全部水分冻结时的温度叫做共晶点温度。预冻阶段中,把产品温度降低到共晶点温度以下,且保持一定的时间(大致为两小时),让整箱产品全部冻结。产品中自由水固化,可使干燥后的产品与干燥前有着相同的形态,防止抽真空干燥时引起气泡、浓缩、收缩和溶质移动等不可逆变化,减少温度下降导致的物质可溶性降低和生命特性的变化。

预冻阶段的物料冷却速率会直接影响冻干产品的外观和性质,也影响蛋白质的存活率,需要通过试验获得一个合适的预冻速率。

(2)升华干燥阶段:已冻结好的产品在密闭真空容器中加热,其冰晶将会升华成水蒸气而使产品脱水干燥。干燥由外而内进行,物料外表面冰晶汽化后残留的空隙构成内部水分汽化的逸出通道,使干燥得以持续。已干燥层和冻结部分的分界面称为升华界面。在生物制品干燥中,升华界面以1mm/h的速率向下推进。当全部冰晶除去时,升华干燥阶段结束,此时物料中水分大约被除去了90%,干燥时间基本为总干燥时间的80%。

(3)解析干燥阶段:升华干燥阶段后,物料的毛细管壁和极性基团上还吸附有一部分水分,这些水分并未被冻结。该部分水分达到一定含量时,将为微生物的生长繁殖和某些化学反应提供条件,为了产品能够稳定贮存,延长其保存期,需要除去这些水分。

和升华干燥阶段水分以冰晶升华形式不同,解析干燥阶段中的吸附水是以加热汽化方式被除去的。该阶段在不烧毁产品和不致使产品因过热变性情况下,供给产品足够的高温,促使物料内水分气化。为了在产品内外形成足够大的水蒸气压强差,使解析出来的水蒸气可在压差推动下逸出产品,此阶段箱内必须是高真空。

真空冷冻干燥设备由制冷系统、真空系统、加热系统和控制系统四部分组成。

　　制品的冻干在冻干箱内进行。箱内设有若干层搁板,搁板内有冷冻管和加热管,分别对制品进行冷冻和加热。箱门四周镶嵌密封胶圈,临用前涂上真空脂,以保证箱体的密封。

　　冻干箱内制品升华所产生的蒸汽需送入冷凝器内冷凝,以保证冻干箱的真空操作。冷凝器中设置多组螺旋状冷凝管,器内温度维持低于干燥箱制品的温度,一般可达−45~60℃。

　　真空泵用于抽真空,使冻干箱内绝对压强保持在0.13~13.3Pa。制冷压缩机组实现对冻干箱搁板和冷凝器冷冻盘管降温,搁板的温度需降低到−30~0℃。加热装置提供热量,在升华干燥阶段使物料升温,湿分汽化,加热方式可采用电加热、辐射加热或者循环油间接加热,需能保证搁板温度达到80~100℃。

　　冻干箱的搁板安放在支柱上,每块搁板可自由升降,干燥结束后,各搁板竖直向上移动,使橡皮塞在真空条件下塞紧瓶口。

　　冷冻干燥过程中,为了确切地知道冻干速率和每一阶段所花费的干燥时间,需要由预实验获得冻干曲线。

第二部分
制剂制备技术

第六章　液体制剂制备技术

第一节　概　　述

　　液体制剂是指药物分散在适宜的介质中制成的可供内服或外用的液体形态的制剂。通常是将药物以不同的分散方法和不同的分散程度分散在适宜的分散介质中制成的液体分散体系,可供内服和外用。按分散系统分类包括:均相液体制剂和非均相液体制剂。药物以分子状态分散在介质中,形成均相液体制剂,如溶液剂、高分子溶液剂等;药物以微粒状态分散在介质中,形成非均相液体制剂,如溶胶剂、乳剂、混悬剂等。

一、液体制剂的特点和质量要求

（一）液体制剂特点

1. 液体制剂的优点

（1）药物以分子状态分散在介质中,分散度大,吸收快,能够迅速发挥药效。

（2）给药途径多,既可内服,也可外用。

（3）易于分剂量,服用方便,特别适用于婴幼儿和老年患者。

（4）能减少部分药物的刺激性。

（5）某些固体药物制成液体制剂后,有利于提高其生物利用度。

2. 液体制剂的缺点

（1）药物分散度大,易受分散介质的影响而引起药物的化学分解,甚至药效失效。

（2）液体制剂体积较大,携带、运输、储存不方便。

（3）液体制剂容易霉变,需加入防腐剂。

（4）非均相液体制剂,易产生物理稳定性问题。

（二）液体制剂质量要求

均相液体制剂应是澄明溶液;非均相液体制剂的药物粒子应分散均匀,浓度准确;口服液体制剂外观良好,口感适宜;外用液体制剂应无刺激性;液体制剂应有一定的防腐能力;包装容器适宜,方便患者携带和使用。

二、液体制剂的分类

(一)按分散系统分类

1. 均相液体制剂 药物以分子状态均匀分散的澄清溶液,是热力学稳定体系,包括:低分子溶液(由低分子药物分散在分散介质中形成的液体制剂)和高分子溶液(由高分子化合物分散在分散介质中形成的液体制剂)。

2. 非均相液体制剂 为不稳定多相分散体系,包括:溶胶剂(疏水胶体溶液)、乳剂(由不溶性液体药物以乳滴状态分散在分散介质中形成的不均匀分散体系)和混悬剂(由不溶性固体药物以微粒状态分散在分散介质形成的不均匀分散体系)。

(二)按给药途径分类

1. 内服液体制剂 如合剂、糖浆剂、乳剂等。

2. 外用液体制剂 皮肤用液体制剂,如洗剂等;五官科用液体制剂,如洗耳剂、滴鼻剂等;直肠、阴道、尿道用液体制剂,如灌肠剂等。

第二节 液体制剂的溶剂和附加剂

一、液体制剂的常用溶剂

液体制剂的溶剂对于溶液剂来说称为溶剂,对溶胶剂、混悬剂、乳剂来说药物不是溶解而是分散,因此称为分散介质。

液体制剂的制备方法、稳定性和药效都与溶剂有关。选择溶剂的条件是:

1. 对药物具有较好的溶解性和分散性。

2. 化学性质稳定,不与药物或附加剂发生反应。

3. 不影响药物的疗效和含量测定。

4. 毒性小,无刺激性。

溶剂按介电常数可分为极性溶剂、半极性溶剂和非极性溶剂。

极性溶剂,包括水、甘油和二甲基亚砜等。

半极性溶剂,包括乙醇、丙二醇和聚乙二醇等。

非极性溶剂,包括脂肪油、液体石蜡和乙酸乙酯等。

二、液体制剂的常用附加剂

(一)增溶剂

增溶是指一些难溶性药物在表面活性剂的作用下,在溶剂中增加溶解度并形成溶液的过程。增溶剂是指具有增溶能力的表面活性剂。

（二）助溶剂

助溶剂是指难溶性药物与加入的第三种物质在溶剂中形成可溶性分子间的络合物、复盐或缔合物，以增加药物在溶剂中的溶解度。这第三种物质称为助溶剂。

其机制分为三种：

1. 助溶剂与难溶性药物形成可溶性络合物。
2. 形成有机分子复合物。
3. 通过复分解而形成可溶性盐类。

（三）潜溶剂

是指能提高难溶性药物的溶解度的混合溶剂。为了提高药物的溶解度常使用两种或多种混合溶剂，在混合溶剂中各溶剂达到一定比例时，药物的溶解度出现极大值，这种现象称为潜溶。

（四）防腐剂

防腐剂是指防止药物制剂由于细菌、酶等微生物的污染产生变质的添加剂。常用的防腐剂可分为四类：

1. 酸碱及其盐类　苯酚、山梨酸等。
2. 中性化合物　三氯叔丁醇、聚维酮碘等。
3. 汞化物类　硫柳汞、硝酸苯汞等。
4. 季铵盐类化合物　苯扎溴铵等。

（五）矫味剂

1. 甜味剂　包括天然甜味剂和合成甜味剂。
2. 芳香剂　包括天然香料和人造香料。
3. 胶浆剂　具有矫味的作用。
4. 泡腾剂　有机酸与碳酸氢钠混合后，产生二氧化碳，二氧化碳能麻痹味蕾，对一些味道具有矫味作用。

（六）着色剂

包括天然色素与合成色素。

第三节　真溶液型液体制剂制备技术

低分子溶液剂是指小分子药物以分子或离子状态分散在溶液中形成的均相的可供内服或外用的液体制剂。

一、溶液剂

（一）概述

溶液剂是指小分子药物以分子或离子状态分散在溶剂中所形成的澄明液体制剂。溶液剂的溶质一般为不挥发性的化学药物，溶剂多为水、乙醇或油。

（二）溶液剂制备方法

溶液剂制备有三种方法，溶解法、稀释法和化学反应法。

1. 溶解法　制备过程是：药物的称量→溶解→过滤→质量检查→包装。

取处方量1/2~3/4量的溶剂，加入称好的药物，搅拌使其溶解。过滤，并通过滤器加溶剂至全量。

实例　复方碘溶液

[处方]　碘 2.5g　碘化钾 2g　纯化水　加至50ml

[制法]　取碘化钾，加少量纯化水溶解，加入碘搅拌溶解后，加纯化水至50ml即可。

[作用与用途]　调节甲状腺功能，用于甲状腺功能亢进的辅助治疗。

[用法与用量]　口服，一次0.5~1.0ml，一日0.3~0.8ml。极量，一次1ml，一日3ml。

[制剂评价]　（1）碘难溶于水，遇碘化钾易溶与水。（2）碘化钾为助溶剂，可与碘作用生成三碘化合物，溶解碘化钾时应用少量纯化水形成饱和溶液，才更有助于碘的溶解和稳定。

2. 稀释法　先将药物制成高浓度的溶液，再用溶剂稀释至所需浓度即可。

3. 化学反应法　除有特殊规定外，先将相互反应的药物分别溶解在适量的溶剂中，然后将其中之一慢慢加入到另一种药物溶液中，随加随搅拌，待化学反应完成，滤过，自滤器上添加适量的溶剂成足量即可。

二、糖浆剂

（一）概述

糖浆剂是指含药物或芳香物质的浓蔗糖水溶液。糖浆剂可分为：单糖浆（用于矫味和助悬剂）、矫味糖浆（用于矫味和助悬剂）和药物糖浆（用于疾病治疗）。单糖浆浓度为85%（g/ml）或64.7%（g/g）。

糖浆剂的质量要求：糖浆剂含糖量不低于65%（g/ml）；糖浆剂应澄清，在储存期间不得有酸败、异臭等其他变质现象。

（二）糖浆剂的制备方法

1. 溶解法

（1）热溶法：是将蔗糖溶于沸纯化水中，加热使其溶解，降温后加入其他药物，搅拌溶解、过滤后在滤器上加纯化水至全量。热溶法适合对热稳定的药物和有色糖浆的制备。

（2）冷溶法：将糖浆溶于冷纯化水或含药物的溶液中制备糖浆的制备方法。冷溶法适用于对热不稳定或挥发性药物。

2. 混合法　将含药物溶液与单糖浆均匀制备糖浆剂的方法。本法适合制备含药糖浆。

三、酊剂

（一）概述

酊剂是指药物用规定浓度乙醇浸出或溶解而制成的澄清液体制剂。酊剂的浓度除含有毒剧药品（药材）的酊剂，每100ml相当于原药物10g，其他酊剂每100ml相当于原药物20g。

（二）酊剂的制备

1. 溶解法或稀释法　取药材的粉末或流浸膏，加规定浓度乙醇适量，溶解或稀释，静置，即得。

2. 浸渍法　取适量粉碎的药材,置有盖容器中,加溶剂适量,密闭,浸渍规定时间,倾出上清液,再加入溶剂适量,直至有效成分浸出,合并浸出液,加溶剂至规定量后,过滤即得。

3. 渗漉法　按药典规定进行,用适量溶剂渗漉,至渗漉液达到规定量后,静置,即得。

（三）酊剂制备注意事项

乙醇浓度不同对药材中各组分的溶解性不同,制备酊剂时,应根据有效成分的溶解性选用适宜浓度的乙醇,以减少酊剂中杂质含量,酊剂中乙醇最低浓度为30%（ml/ml）。

第四节　高分子溶液剂制备技术

一、概述

高分子溶液型液体药剂是指高分子化合物溶解于溶剂中制成的均相液体制剂。高分子液体药剂分为亲水型高分子溶液剂也称胶浆剂（如胃蛋白酶合剂）和疏水型高分子溶液剂（如甲紫溶剂）。高分子溶液剂属于热力学稳定系统。

二、高分子溶液剂的性质

高分子溶液是具有带电性、较高的渗透压和黏稠性的流动液体,而溶胶剂则具有光学性质、电学性质和动力学性质。高分子的稳定性与水化作用有关,高分子水溶液质点周围形成较坚固的水化膜,水化膜可以阻碍质点相互聚集,因而形成较稳定的溶液。加入脱水剂和电解质时,使得高分子溶液的水化膜遭到破坏,影响高分子的稳定性。溶胶的稳定性是由于溶胶质点具有双电层形成的水化膜,溶胶胶粒电荷愈多溶胶愈稳定。

三、高分子溶液剂的制备

药物溶解需要经过溶胀过程,有限溶胀是指水分子渗入到高分子化合物分子间的空隙中,与高分子的亲水基团发生水化作用而使体积膨胀,结果使高分子空隙间充满了水分子的过程。无限溶胀是指因为高分子之间作用力的降低,使得溶胀过程继续进行,最后高分子化合物完全分散在水中而形成高分子溶液。无限溶胀过程需加以搅拌或加热才能完成。

实例　胃蛋白酶合剂

[处方]　胃蛋白酶（1：3000）2.0g　单糖浆 10.0ml　稀盐酸 2.0ml　5%羟苯乙酯乙醇溶液 1.0ml　橙皮酊 2.0ml　纯化水加至100ml

[制法]　将稀盐酸、单糖浆加入80ml纯化水中,搅匀,再将胃蛋白酶撒在液面上,待自然溶胀溶解,将橙皮酊缓缓加入溶液中。另取10.0ml纯化水溶解羟苯乙酯乙醇液后,再加入上述溶液中,最后加纯化水至100ml即可。

[作用与用途]　助消化药。用于因胃蛋白酶缺乏或消化机能减退引起的消化不良。

[用法与用量]　口服,一次10ml,一日三次,饭后服。

[制剂评注] （1）影响胃蛋白酶活性的主要因素是pH值,一般pH值为1.5~2.5。盐酸的量不可超过0.5%。（2）胃蛋白酶应撒在液面,待其溶胀后,再缓缓搅匀。不可加热,以免失去活性。（3）本品不可过滤。

第五节　混悬剂制备技术

一、概述

混悬剂是指难溶性药物以微粒状态分散于分散介质中形成的非均相液体制剂。混悬剂中药物微粒一般0.5~10μm之间,混悬剂属于热力学不稳定分散体系。分散介质多为水,也可用植物油。优良的混悬剂其药物颗粒应细微、分散均匀、沉降缓慢;沉降后的微粒不结块,稍加振摇即能均匀分散;黏度适宜,易倾倒,且不沾瓶壁。

二、影响混悬剂稳定性的因素

影响混悬液稳定的因素有:

1. 微粒间的排斥力和吸引力　混悬液中的微粒都带有电荷,在一定范围内电荷之间存在排斥力和吸引力,当两种力平衡时,微粒间就能保持一定的距离。

2. 混悬微粒的沉降　由于重力的作用,混悬剂中微粒在静置时会发生沉降。在一定条件下沉降速度符合Stokes公式定律,微粒的沉降速度与微粒的半径、微粒与分散介质的密度差成正比,与分散介质的黏度成反比。为使微粒沉降缓慢,应选用颗粒细小的药物以及加入助悬剂增加分散介质的黏度。如羧甲基纤维素钠等除使分散介质黏度增加外,还能形成一个带电的水化膜包在微粒表面,防止微粒聚集。

3. 微粒的成长与晶型的转变　难溶性药物制成混悬剂时,同种微粒的大小与数量都在发生变化,小的微粒不断减少,大的微粒不断长大,使微粒沉降速度加快。

4. 絮凝与反絮凝　混悬剂中微粒由于分散度大而具有很大的总表面积,因而微粒具有很高的表面自由能,这种状态的微粒就有降低表面自由能的趋势,微粒就会聚集,但由于微粒间带电荷,电荷的排斥力阻碍了微粒产生聚集。因此,只有加入适当的电解质,降低ζ-电势,减少微粒间电荷排斥力。当ζ-电势降到一定程度时,混悬剂的微粒形成疏松的絮状聚集体,使混悬剂处于稳定状态,这个过程称为絮凝。向絮凝状态的混悬剂中加入电解质,使絮凝状态变为非絮凝状态的过程称为反絮凝。

为了提高混悬剂的稳定性,在制备时需加入稳定剂。常见的稳定剂包括: 助悬剂、润湿剂、絮凝剂和反絮凝剂等。

三、混悬剂的制备

1. 制备混悬剂的操作要点

（1）助悬剂应先配成一定浓度的稠厚液。固体药物一般宜研细、过筛。

（2）分散法制备混悬剂,宜采用加液研磨法。

（3）用改变溶剂性质析出沉淀的方法制备混悬剂时,应将醇性制剂（如酊剂、醑剂、流浸膏剂）以细流缓缓加入水性溶液中,并快速搅拌。

（4）投药瓶不宜盛装太满,应留适当空间以便于用前摇匀。并应加贴印有"用前摇匀"或"服前摇匀"字样的标签。

2.混悬剂的制备方法　分为分散法和凝聚法。

（1）分散法:分散法是将粗颗粒的药物粉碎成符合混悬剂微粒要求的分散程度,再分散于分散介质中制备混悬剂的方法。①亲水性药物一般先将药物粉碎到一定细度,再加处方中的液体适量,研磨到适宜的分散度,最后加入处方中的剩余液体至全量。②疏水性药物不易被水润湿,必须先加一定量的润湿剂于药物研匀后再加液体研磨均匀。③对于质重、硬度大的药物,采用水飞法。即在药物中加适量的水研磨至细,再加入较多的的水搅拌,稍加静置,倾出上层液体,研细的悬浮微粒随上清液倾倒出去,余下的粗粒在进行研磨。如此反复至完全研细,达到要求的分散度为止。

实例　复方硫磺洗剂

[处方]　沉降硫磺 3.0g　硫酸锌 3.0g　樟脑醑 2.5ml　吐温-80 0.25ml　甘油 10.0ml
纯化水　加至100ml

[制法]　取沉降硫磺置乳钵中,加入吐温-80研匀,再加甘油研磨成糊状,加入硫酸锌溶液（将硫酸锌溶解于20ml纯化水中）,在搅拌状态下缓缓加入樟脑醑,加纯化水至全量即可。

[作用与用途]　保护皮肤,抑制皮脂分泌,轻度杀菌与收敛。用于皮肤溢出症,痤疮、疥疮。

[用法]　用前摇匀,局部涂抹。

[制剂评价]　（1）沉降硫磺是疏水性药物,吐温-80为润湿剂,甘油为润湿剂和助悬剂。樟脑醑是10%樟脑乙醇溶液,加入时应急剧搅拌,以免樟脑因溶剂改变而析出樟脑颗粒。（2）硫磺根据加工处理方法不同,分为精致硫、沉降硫和升华硫。沉降硫的颗粒最细,所以本方选用沉降硫。（3）硫为强疏水性物质,颗粒表面易吸附空气而形成气膜,故易集聚浮于液面,应先以甘油润湿研磨,使其易与其他药物混悬均匀。

（2）凝聚法

1）物理凝聚法:将分子或离子分散状态的药物溶液加入到另一分散介质中凝聚成混悬液的方法。

2）化学凝聚法:用化学反应法将两种药物生成难溶性的药物微粒,再混悬于分散介质中制备混悬剂的方法。

第六节　乳剂制备技术

一、概述

乳剂是指两种互不相溶液体混合,其中一相液体以液滴状态分散于另一相形成非均相液体分散体系。形成液滴的一相称为内相、不连续相或分散相;而包在液滴外面的一相则称为外相、连续相或分散介质。分散相的直径一般0.1~10μm之间。乳剂是由水相、乳化剂和油相组成,根据乳化剂种类、性质及相体积比而形成W/O乳剂和O/W乳剂。

二、乳剂的性质

乳剂是热力学不稳定的非均相分散体系。乳化剂的种类包括:表面活性剂、高分子溶液和固体粉末。影响乳剂稳定性的因素有:①乳化剂的性质与用量;②分散相的浓度与乳滴大小;③黏度与温度。乳剂是热力学不稳定的非均相分散体系,它的不稳定性现象有分层、絮凝、转相、合并与破裂、酸败。

三、乳剂的制备

1.干胶法　将乳化剂分散于油相中研匀后一次性加入水相制成初乳,然后稀释至全量。在初乳中油:水:胶的比例是:植物油时4:2:1,挥发油时2:2:1,液体石蜡时3:2:1。

2.湿胶法　先将乳化剂分散于水中研匀,再将油分次加入,研磨成初乳后稀释至全量。

3.新生皂法　将油水两相混合时,在两相界面上生成的新生皂类产生乳化的方法。

4.两相交替加入法　向乳化剂中每次少量交替地加入水或油,边加边搅拌形成乳剂。

5.机械法　将油相、水相、乳化剂混合后用乳化机械制成初乳。

实例　液体石蜡乳

[处方]　液体石蜡6ml　阿拉伯胶2g　纯化水　适量　制成50ml

[制法]　(1)取液体石蜡和阿拉伯胶置于干燥研钵中,研匀。(2)加蒸馏水4ml,迅速用力研磨,至发出噼啪声,即成初乳。(3)最后加入剩余的蒸馏水,研匀,即得。

[作用与用途]　轻泻剂。用于治疗便秘,特别适用于高血压、动脉瘤、疝气、痔及手术后便秘的病人,可以减轻排便的痛苦。

[用法]　内服

[质量要求]　所制得的乳剂应为乳白色,镜检油滴应细小均匀。

[鉴别]　稀释法　取试管1支,加入液状石蜡乳1滴,再加入蒸馏水约5ml,振摇、翻转数次,观察混合情况,并判断乳剂所属类型(能与水均匀混合者为O/W型乳剂,反之则为W/O型乳剂)。

[制剂评价]　(1)本品因以阿拉伯胶为乳化剂,故为O/W型乳剂。(2)干胶法简称干法,适用于乳化剂为细粉者;湿胶法简称湿法,所用的乳化剂可以不是细粉,凡预先能制成胶浆(胶:水为1:2)者即可。(3)制备初乳时,干法应选用干燥乳钵,量油的量器不得沾水,量水的量器也不得沾油。油相与胶粉(乳化剂)充分研匀后,按液状石蜡:胶:水为3:1:2比例一次加水,迅速沿一同方向研磨,直至稠厚的乳白色初乳形成为止,其间不能改变研磨方向,也不宜间断研磨。(4)湿法所用胶浆(胶:水为1:2)应提前制出,备用。(5)制备O/W型乳剂必须在初乳制成后,方可加水稀释。(6)乳钵应选用内壁较为粗糙的瓷乳钵。(7)可加矫味剂及防腐剂。

第七章 片剂制备技术

第一节 概 述

一、片剂的概念与类型

片剂系指原料药与适宜辅料制成的圆形或异形的片状固体制剂。中药还有浸膏片、半浸膏片和全粉末片等。

二、片剂常用赋形剂

片剂辅料为片剂中除主药外一切物质的总称,亦称赋形剂。压片所用药物一般应具有以下性质: ①容易流动; ②有一定的黏着性; ③不黏冲头和模圈; ④遇体液迅速崩解、溶解、吸收而产生应有的疗效。但实际上很少药物完全具备这些性能,因此,必须另加辅料或适当处理使之达到上述要求。片剂辅料一般包括稀释剂和吸收剂、润湿剂和黏合剂、崩解剂及润滑剂等。辅料必须具有较高的化学稳定性,不与主药起反应,不影响主药的释放、吸收和含量测定,应用安全,价格低廉等。

(一)稀释剂与吸收剂(diluents and absorbents)

稀释剂和吸收剂统称为填充剂。为应用和生产方便,片剂的直径一般不小于6mm,片重一般多在100mg以上,所以当药物剂量小于100mg时,制片困难。另外,当中药片剂中含浸膏量多或浸膏黏性太大时,均需加稀释剂,以便于制片。若原料药中含有较多挥发油、脂肪油或其他液体时,则需预先加适量的吸收剂吸收,然后制片。常用的稀释剂有淀粉、糊精、糖粉、乳糖等;常用的吸收剂有硫酸钙、碳酸钙等。

(二)润湿剂与黏合剂(moistening agents and binders)

使用这两类赋形剂的目的,是为了将药物细粉润湿、黏合制成颗粒以便于压片。若药物本身具有黏性,如中药浸膏粉及含有黏性成分的中药细粉等,可采用不同浓度的乙醇或水进行润湿,诱发其自身的黏性。当药物自身没有黏性或黏性不足时,需另加黏合剂。黏合剂使用时应根据主药性质、用途和制片方法确定种类、用量。常用的润湿剂为水和乙醇等,常用的黏合剂有淀粉浆、纤维素衍生物、聚乙二醇等。黏合剂的品种及常用浓度见表7-1。

表7-1 黏合剂的品种及常用浓度

黏合剂	常用浓度（%）	黏合剂	常用浓度（%）
玉米淀粉	5~10	甲基纤维素（各种黏度）	1~5
预凝胶玉米淀粉	5~10	羧甲基纤维素钠（低黏度）	2~10
预凝胶淀（Starch 1500）	5~10	乙基纤维素（各种黏度）	5~15
明胶	2~10	聚乙烯醇（各种黏度）	2~10
蔗糖	10~85	聚乙二醇6000	10~30
阿拉伯胶	5~20	羟丙基甲基纤维素（50MPa·s）	2~4
聚乙烯吡咯烷酮	5~20		

（三）崩解剂

崩解剂是指加入片剂中能促使片剂在胃肠液中迅速崩解成小颗粒的辅料。片剂的崩解一般是药物溶出的第一步，为使片剂能迅速发挥药效，除需要药物缓慢释放的口含片、舌下片、植入片、长效片等外，一般均需加入崩解剂。中药片剂大多含有药材细粉和浸膏，其本身遇水后能缓缓崩解，故一般不需另加崩解剂。片剂的崩解机制主要有毛细管作用、膨胀作用、产气作用及酶解作用。常用的崩解剂为干燥淀粉，羧甲基淀粉钠、低取代羟丙基纤维素（L-HPC）、交联聚维酮及泡腾崩解剂等。

（四）润滑剂（lubricants）

药物颗（或粉）粒在压片前必须加入一定量的具有润滑作用的物料，以增加颗（或粉）粒的流动性，减少颗（或粉）粒与冲模之间的摩擦力，以利于将片剂推出模孔，使片剂的剂量准确，片面光洁美观，此类物料一般称为润滑剂。

润滑剂应具有或兼有以下作用：①润滑性，系指能降低颗（或粉）粒或片剂与模孔壁之间的摩擦力，可使压片力分布及片剂密度分布均匀，使压成之片由模孔中推出时所需的力减少，同时减低冲模的磨损；②抗黏附性，系指能防止压片原料黏着在冲头表面或模孔壁上，使片剂表面光洁美观；③助流性，系指能减少颗（或粉）粒间的摩擦力，增加颗（或粉）粒流动性，使能顺利流入模孔，片重差异合格。

目前常用的润滑剂有：疏水性及水不溶性润滑剂（如：硬脂酸、硬脂酸镁、滑石粉等），水溶性润滑剂[如：聚乙二醇类、十二烷基硫酸镁（钠）等]、助流剂（微粉硅胶、滑石粉等）。

三、片剂制备工艺流程

片剂制备工艺流程：物料准备→药材处理（粉碎、提取、纯化等）→制颗粒（湿法或干法）→干燥→整粒→压片→（包衣）→包装。

四、片剂的质量要求

（一）外观检查

片剂表面应色泽均匀、光洁，无杂斑，无异物，并在规定的有效期内保持不变。

（二）重量差异

片剂重量差异限度应符合药典规定要求。

对包衣片的片重差异检查，《中国药典》规定：糖衣片的片芯应检查重量差异并符合规定，包糖衣后不再检查重量差异。除另有规定外，其他包衣片应在包衣后检查重量差异并符合规定。

（三）崩解时限

除另有规定外，照崩解时限检查法（通则0921）检查，应符合规定。凡规定检查溶出度或释放度以及供咀嚼的片剂不进行崩解时限检查外，各类片剂都应作崩解时限的检查。

（四）硬度（或脆碎度）

片剂应有足够的硬度，以免在包装、运输等过程中破碎或被磨损，以保证剂量准确。生产中常用检测仪器有：孟山都（Monsanto）硬度测定器、片剂四用仪、转鼓式Roche脆碎度测定器等。

（五）溶出度检查

溶出度是指活性药物从片剂、胶囊剂或颗粒剂等普通制剂在规定条件下溶出的速率和程度。一般片剂只需测定崩解时限，但对于下列情况通常需要检查溶出度以控制或评定质量：在消化液中难溶性的药物；与其他成分容易相互作用的药物；在久贮后易变为难溶性的药物；剂量小、药效强、副作用大的药物。凡检查溶出度的片剂，不再进行崩解时限的检查。溶出度的检查方法有转篮式、桨叶式、小杯式、桨碟式、转筒式、循环式及崩解仪式等。《中国药典》中收载有第一法（篮法）、第二法（桨法）、第三法（小杯法）、第四法（桨碟法）、第五法（转筒法）。

（六）含量均匀度检查

含量均匀度用于检查单剂量的固体、半固体和非均相液体制剂含量符合标示量的程度。每一个单剂标示量小于25mg或主药含量小于每一个单剂重量25%者均应检查含量均匀度。检查了含量均匀度的制剂，一般不再检查重量差异。

（七）微生物限度检查

微生物限度检查法系检查非无菌制剂及其原料、辅料受微生物污染程度的方法。微生物限度按照非无菌产品微生物限度检查法（《中国药典》2015年版四部制剂通则）：微生物计数法（通则1105）和控制菌检查法（通则1106）及非无菌药品微生物限度标准（通则1107）检查，应符合规定。

第二节　湿法制粒制备技术

片剂的制法归纳起来有颗粒压片法和直接压片法两大类，以颗粒压片法应用最多。颗粒压片法根据主药性质及制备颗粒的工艺不同，又可分为湿颗粒法和干颗粒法两种，以前者应用最广，故本节重点介绍湿法制粒制备技术。

一、制粒的目的

湿法制粒是在药物粉末中加入润湿剂或黏合剂后,靠架桥或黏结作用使粉末聚结而制备颗粒的操作方法。

目的:①细粉流动性差,制成颗粒可改善其流动性;②多组分药物制粒后可防止各成分的离析;③防止生产中粉尘飞扬及在器壁上吸附,保护生产环境;④在片剂生产中可改善其压力的均匀传递。

二、制备工艺流程

物料准备→药材处理(粉碎、提取、纯化等)→制颗粒→干燥→整粒。

三、制粒方法与制备要点

湿法制粒分为挤出制粒、高速搅拌制粒、流化制粒、喷雾制粒等。

(一)挤出制粒

1. 定义 挤出制粒是把药物粉末用适当的润湿剂或黏合剂经捏合制成软材后,强制挤压使其通过一定孔径的筛网或孔板而制粒的方法。分旋转式挤出制粒和摇摆式挤出制粒,适于稠膏制粒,这类设备有旋转式、摇摆式等。

2. 操作要点 在挤出制粒过程中,制软材(捏合)是关键步骤。润湿剂或黏合剂用量过多软材被挤出成条或重新黏合在一起;用量少时不能制成完整的颗粒而有部分粉末存在。因此,选择适宜的润湿剂或黏合剂及其用量非常重要。需根据药物的理化性质进行选择,同时需要考虑制粒设备、环境等因素,一般需要熟练技术人员或熟练工人的经验来控制,如以"手握成团,轻压即散"为度。

(二)高速搅拌制粒

1. 定义 高速搅拌制粒机是将药料、辅料以及黏合剂置于密闭的制粒容器内,利用高速旋转的搅拌浆与制粒刀的切割作用,使物料混合、制软材、切割制粒与滚圆一次完成的制粒方法。该方法制备的颗粒比较适于胶囊剂、片剂制粒要求。

2. 操作要点
高速搅拌制粒操作要点见表7-2。

表7-2 高速搅拌制粒操作要点

操作项目	工艺技术参数
膏粉比例	干浸膏粉与生药粉或辅料配比中,当膏粉比例大,粉性强时,乙醇浓度宜高;黏性差时,乙醇浓度宜低,常用范围在70%~90%
润湿剂	稠膏制粒时,稠膏相对密度一控制在1.2~1.4(50~60℃),以能自然流动为宜
	稠膏过稀需大量辅料
	稠膏过稠需加适量乙醇恢复其流动性方可加入

续表

操作项目	工艺技术参数
搅拌转速	搅拌浆可设定在慢速挡
	制粒切割刀设定在快速挡
搅拌时间	搅拌时间视物料黏性及用量而定,多在1~10分钟以内
	有色颗粒可将物料先预混或分次搅拌
投料量	一次投料量不宜过多,以免搅拌浆面被物料顶死难以启动,且混合不匀,若强制搅拌则产热严重,物料黏壁,影响颗粒成型
稠膏或黏合剂、润湿剂加入方式	滴加法易造成搅拌时间长,摩擦产热导致粘壁

(三)流化制粒

1. 定义　又称为一步制粒或沸腾制粒技术。该方法是将药物细粉或辅料在自下而上的热气流作用下呈悬浮的流化状态,喷入药液或液体黏合剂,使粉末聚结成颗粒并进而干燥的方法。该方法的特点是可以使物料混合、制粒、干燥,甚至包衣操作在一台设备内完成。沸腾制粒的设备主要有流化喷雾制粒机,流化床喷雾方式有三种,即顶端喷雾、底端喷雾和切线喷雾。通常顶喷多用于制粒,底喷多用于包衣,切喷多用于制备微丸。

2. 操作要点　流化制粒在颗粒形成过程中,起作用的是黏合剂溶液与颗粒间的表面张力以及负压吸力,在这些力作用下的物料粉末经黏合剂的架桥作用相互聚结成粒。故影响流化床制粒效果的因素有:原料的粒度、黏性强弱、亲疏水性大小、黏合剂的种类、浓度与用量、设备操作参数等。如黏合剂的喷雾量与喷雾速度、喷雾空气的压力会影响粉体粒子的结合速度、颗粒粒度的大小与均匀性;进风风量大小会影响物料的流化状态、粉粒的分散性、干燥的快慢;进风温度会影响颗粒的大小、松紧程度、物料表面的润湿与干燥程度等。总之,影响流化制粒效果的因素较多,生产过程中需要综合考虑各个方面的因素,才能找出最佳操作参数,制得符合要求的颗粒。

(四)喷雾制粒

1. 定义　喷雾干燥制粒是将药物浓缩液在压缩空气作用下喷雾于干燥室内,雾滴水分在热气流作用下迅速蒸发,直接得到球状干燥细颗粒的方法。此法适用于中药浸膏片浓缩液直接制粒。近年来,喷雾制粒也用于制备微型胶囊。喷雾制粒的设备主要有喷雾制粒干燥机,其主要结构:空气加热器、锥形塔身、旋风分离器、细粉捕集器、鼓风机等。喷雾制粒干燥机的效率取决于喷雾的细度,喷雾的细度主要依赖于喷雾器,喷雾器是喷雾干燥的设备的主要部分,有离心式、压力式和气流式三种类型。

2. 操作要点　影响颗粒粒度的因素主要有药液的相对密度、进液速度、雾化压力、进风量和进风温度等。一般药液的相对密度控制在1.15~1.2范围内;对于粉粒黏性不足的情况,可以考虑在浸膏中加入部分10%~20%糊精浆。

第三节　压片工艺技术

一、压片前的处理

1. 整粒　是将干颗粒再次通过筛网,使条、块状物分散成均匀干颗粒的操作。整粒过筛一般用摇摆式制粒机,此时应选用质硬的金属筛网,选用筛网孔径一般比制粒时的筛孔稍小一些。

2. 加挥发油或挥发性药物　如果处方中有挥发油或挥发性药物,则可先用少量乙醇溶解后或与其他成分研磨共熔后喷雾在颗粒中混匀,密闭贮放数小时,压片。

3. 加润滑剂与外加崩解剂　润滑剂常在整粒后用细筛筛入干颗粒中混匀。有些品种如需加入崩解剂,则需将崩解剂先干燥过筛,在整粒时加入干粒中,充分混匀,移置容器内密闭,抽样检验合格后压片。

二、片重的计算方法

1. 投料规定了每批药料应制成的片数及每片重量时,则干颗粒总重量应等于片数乘于片重,片重可按式7-1计算:

$$片重 = \frac{干颗粒 + 压片前加入的辅料重量}{理论片数} \qquad (式7-1)$$

2. 生产中部分药材提取浓缩成膏,另一部分药材粉碎成细粉混合制成半浸膏片的片重,可按式7-2计算:

$$片重 = \frac{（中药重量 \times 收膏率 + 原粉重量）}{理论片数} \qquad (式7-2)$$

3. 若已知每片主药含量,可通过测定颗粒中主药含量再确定片重,可按式7-3计算:

$$片重 = \frac{每片含主药量}{干颗粒测得的主药百分含量} \qquad (式7-3)$$

三、压片机的构造

压片机可分为单冲压片机和多冲旋转式压片机。

压片机压片过程是由加料、加压至出片自动连续进行的,主要由加料斗、上冲、下冲、出片调节器、片重调节器、模圈等元件构成。其中,出片调节器用以调节下冲抬起的高度,使恰与模圈的上缘相平,便于将药片推出;片重调节器用以调节下冲下降的深度,借以调节模孔的容积而调节片重;压力调节器的用途是调节上冲下降的距离,上冲下降多,上、下冲间的距离近,则压力大,反之则压力小。

单冲压片机有多种型号,其基本结构相似,仅压力调节及片重调节等的具体结构有差异。此外还有花篮式压片机,其压片过程与单冲压片机相似。

单冲压片机压片时是由单侧加压(由上冲加压),所以压力分布不够均匀,易出现裂片、噪音较大,多用于新产品的试制或小量生产。

多冲旋转式压片机是将多副冲模呈圆周状装置在工作转盘上,各上、下冲的尾部由固定不动的升降导轨控制。当上、下冲随工作转盘同步旋转时,又受导轨控制做轴向的升降运动,从而完成压片过程。这时压片机的工艺过程是连续的,连续加料、连续出片。就整机来看,受力较为均匀平稳,在正式生产中被广泛使用。多冲旋转式压片机多按冲模数目来编制机器型号,如俗称19冲、33冲压片机等。

四、压片过程中常见问题及分析

在压片过程中,由于药料性质、颗粒松紧、大小、含水量,空气的温湿度,压片机及其运转状态等原因,可能发生松片、黏冲、崩解迟缓、片重差异超限等问题,以至影响压片操作和片剂质量,应分析原因,及时解决。

(一)松片

片剂硬度不够,即将片剂置中指和食指之间,用拇指轻轻加压就碎裂的现象称为松片。产生松片的原因及解决办法主要有:

1. 润湿剂或黏合剂品种选择不当或用量不足,导致压片物料细粉过多,或其中含纤维较多,或含动物角质类、动物皮类量较大,缺乏黏性,又有弹性,致使颗粒松散不易压片;原料中含矿石类药量较多,黏性差;颗粒质地疏松,流动性差,常使颗粒填入模孔量不足而产生松片。可将原料粉碎成通过六号筛细粉,或可再加适量润湿剂或选用黏性较强的黏合剂重新制粒克服之。

2. 颗粒过干,其弹性变形较大,所压的片子硬度较差。含适当水分的颗粒可塑性大,所压成片剂的硬度较好。但含水量过多亦能减低硬度。故每一种颗粒应控制最适宜的含水量。

3. 药料中含有较多的挥发油、脂肪油等,或从中药中提取的原油压片,易引起松片。若油为有效成分,可加适当的吸收剂,如磷酸氢钙、碳酸钙、氢氧化铝凝胶粉等来吸油。也可制成微囊或包合物等。若油为无效成分,可用压榨法或脱脂法去除。

4. 制剂工艺不当。如制粒时乙醇浓度过高;润滑剂和黏合剂不适;熬制浸膏时温度控制过高,导致部分浸膏炭化,降低了黏性;浸膏粉碎不细,分散面积小,黏性小等。解决方法除针对原因解决外,稠膏、黏合剂趁热与粉料混合,并充分混合均匀以增加软材、颗粒的黏性,增加片剂的硬度。

5. 压片时压力过小或车速过快,可适当增加压力,减慢车速增加受压时间。冲头长短不齐,片剂所受压力不同,受压过小者产生松片;或下冲下降不灵活致模孔中颗粒填不足亦会产生松片。应调换冲头。

6. 片剂露置空气中过久,吸水膨胀也会产生松片,应在干燥、密闭条件下保存。

(二)黏冲

压片时,因冲头和模圈上有细粉黏着,使片剂表面粗糙不平或有凹痕的现象称为黏冲。冲头上刻有文字或横线者尤易发生黏冲现象。黏冲原因及解决办法主要有:

1. 颗粒不够干燥　中药片剂尤其是浸膏片中含有易引湿的成分,以及室内温度、湿度过高等,均易产生黏冲。处理方法,重新干燥颗粒,室内保持干燥等。

2.润滑剂用量不足或分布不均匀　应适当增加润滑剂用量,并混匀。

3.冲模表面粗糙不光或刻字太深　应更换冲模,并擦亮使之光滑。

（三）崩解时间超限

片剂崩解时间超过规定时限称为崩解时间超限或崩解迟缓。崩解迟缓的原因及解决办法:

1.在压片过程中,压力、硬度、压片速度、制粒方法及干燥等因素对崩解速度均有不同程度的影响。影响最大的是压力和硬度。一般是压力增加,崩解时间相应增加,有时压力增加,崩解时间呈对数地增加,因此,在压片时应调节适宜的压力。片剂硬度增加,崩解时间亦增加。若浸膏类制成的颗粒过于坚硬,压成的片子硬度大,可改进浸膏的干燥方法或减少浸膏量,增加药材细粉或崩解剂解决之。

2.药物性质与处方组成对崩解时间的影响均较压力因素的影响大。主药的性质和溶解度影响以淀粉为崩解剂的片子的崩解时间,淀粉能使不溶性或疏水性药物较快地崩解,但对水溶性药物作用较差。黏合剂对崩解时间的影响也较大,一般说,黏合剂的黏结力强、用量多时,能降低崩解速度,如羧甲基纤维素钠及明胶等黏合剂浓度增加时,片剂的崩解时间均延长,这可能是由于胶类物质形成的屏障延缓了水分的透入,影响崩散和溶解的速度。润滑剂一般多为疏水性物质,影响片子的润湿性与毛细管作用,因而延长片子的崩解时间,用量愈多,影响亦愈大。因此,在设计处方时,应根据主药的性质选择适宜的辅料与用量。另外,作为崩解剂用的淀粉若未经干燥处理或用量不足,亦影响片子的崩解。此时,除将淀粉干燥、增加用量外,也可用1%的羧甲基淀粉钠或疏水性药物加0.1%的表面活性剂,增加润湿性。

3.片剂的贮存条件不当,也能影响某些片剂的崩解,如含有阿拉伯胶、蔗糖、葡萄糖、浸膏的片子贮存温度较高或引湿后,均能明显地延长崩解时间。

（四）裂片

片剂受到振动或经放置后,从腰间开裂或顶部脱落一层,称裂片。通常取数片置小瓶中轻轻振摇数次,检查是否有裂片现象。裂片的原因及解决方法有:

1.压片物料细粉过多,或颗粒过粗过细。此时在不影响含量的情况下可筛去部分细粉,或加入干燥黏合剂后再压片。

2.颗粒中油类成分较多或纤维性成分较多时易引起裂片。可加入吸收剂或糖粉克服。

3.颗粒过干引起裂片。可喷入适量的乙醇,亦可加入含水量较多的颗粒,或在地上洒水使颗粒从空气中吸收适当水分。

4.压力过大或车速过快使空气来不及逸出而引起的,可调整压力减慢车速克服之。

5.冲模不合要求。由于冲模使用日久,逐渐磨损,以致上冲与模圈不吻合;冲头向内卷边,压力不均匀,使片剂部分受压过大而造成顶裂;模圈使用日久时模孔中间因磨擦而变大,以致使中间直径大于口部直径,这样在片剂顶出时亦会裂片;可调换冲模解决。

（五）片重差异超限

片剂重量差异超过药典规定的限度。产生的原因及解决办法有:

1.颗粒粗细相差悬殊　压片时颗粒的流速不一,以致填入模孔的颗粒量不均匀等原因造成。筛去过多的细粉或重制颗粒即可克服。

2.加料器不平衡　如双轨压片机前后两只加料器高度不同,加颗粒的速度也不一;加

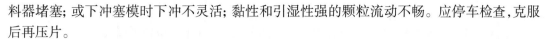

料器堵塞; 或下冲塞模时下冲不灵活; 黏性和引湿性强的颗粒流动不畅。应停车检查, 克服后再压片。

(六) 叠片

指两个药片叠压在一起的现象。其原因有出片调节器调节不当、上冲黏片及加料斗故障等, 如不及时处理, 因压力过大, 易损坏机器, 故因立即停机检修。

(七) 变色或表面斑点

产生的原因及解决办法如下:

1. 中药浸膏类制成的颗粒过硬, 或所用润滑剂未经过筛混匀, 常发生花斑, 需返工处理。所用润滑剂需经细筛筛过, 并与颗粒充分混匀即可改善。

2. 压片时上冲润滑油过多, 随着上冲移动而滴于颗粒中产生油点。可在上冲头上装一橡皮圈以防油垢滴入颗粒中, 并应经常擦拭冲头和橡皮圈以克服之。

(八) 引湿受潮

中药片剂中由于含有容易引湿的糖类、树胶、黏液质类等成分, 尤其是浸膏片在制备过程及压成片剂后, 如果包装不严容易引湿受潮和黏结, 甚至霉坏变质。其解决办法有:

1. 在干浸膏中加入适量具有较强分散性能的辅料, 如磷酸氢钙、氢氧化铝凝胶粉、淀粉、活性炭等。

2. 加入原药总量的10%~20%中药细粉。

3. 优化提取、分离与纯化过程, 去除易引湿受潮的成分。

4. 用5%~15%的玉米朊乙醇溶液、聚乙烯醇溶液喷雾或混匀于浸膏颗粒中, 待干后进行压片。

5. 片剂经包糖衣、薄膜衣, 可大大减少引湿性。

6. 改进包装, 选择防潮性能好的包装方式或包装材料。

第四节 片剂包衣技术

一、片剂包衣目的及类型

为了进一步保证片剂质量和便于服用, 有些压制片还需要在它的表面上包一层物质, 使片中的药物与外界隔离, 这一层物质称为"衣"或"衣料", 被包的压制片称为片芯, 包成的片剂称为包衣片。

(一) 包衣的目的

片剂是否需要包衣或包什么衣, 是根据药物的性质和使用目的来确定的。一般片剂不主张包衣, 这样既降低了成本, 服后又易崩解吸收。但以下情况应考虑包衣:

1. 药物性质不稳定 有些药物制成片剂后, 与空气中的氧、二氧化碳、湿气等长期接触时, 特别在有光线照射时容易起变化; 中药浸膏片在空气中极易吸潮。

2. 药物有不良的气和味, 在吞服时易引起恶心、呕吐, 或使口中长时间感到不适。如盐酸黄连素片。

3. 药物对胃有刺激作用或能被胃液破坏, 因而不能安全的到达小肠, 这些药物需要包肠溶衣。如胰酶片等。

4. 药物需要分别在胃内和肠内起作用者,把需在肠内起作用的成分制成片芯,在胃内起作用的成分作为衣层压包于片芯外面制成多层片,当口服后,外面一层先在胃内崩解,而片芯则到达肠内后崩解。

5. 使片剂美观,便于识别,在一定程度上也会增加患者的依从性。

(二)包衣的种类

根据包衣材料,包衣主要分为糖衣和薄膜衣。其中薄膜衣又包括胃溶型、肠溶型和水不溶型三种,有些多层片也起到包衣作用。

二、包衣片的质量要求

1. 片芯要求　除符合一般片剂质量要求外,片芯在外形上必须具有适宜的弧度,否则边缘部位难以覆盖衣层,甚至所包衣层在边缘处会发生断裂;此外,硬度比一般片剂要大些,以免片芯硬度不够,在多次滚转时破碎而造成废片。同时在包衣前需将破碎片或片粉筛去。

2. 衣层要求　应均匀牢固,与片芯不起作用,崩解时限应符合有关规定,在较长的贮藏时间内保持光亮美观,颜色一致,并不得有裂纹等。

三、常用仪器与设备

(一)包衣方法

常用的包衣方法有:滚转包衣法、流化床包衣法、埋管式包衣法及压制包衣法等。

(二)包衣的设备

1. 滚转包衣机　包括包衣锅、动力部分、加热器及鼓风设备。可用于片剂或丸剂包糖衣、薄膜衣和肠溶衣,亦可用于泛制法制备丸剂。

(1)包衣锅:一般由紫铜或不锈钢制成。包衣锅有二种形式,一种为荸荠形;另一种为球形(莲蓬形)。球形锅的容量比较大,但片剂在荸荠形锅中滚动快,相互摩擦的机会比较多,而且容易用手搅拌,片剂加蜡后也容易打光。

(2)加热装置:包衣机的加热装置是在包衣锅下面装一电炉,并可调节温度高低,起到加速挥散包衣溶剂的作用。

(3)鼓风装置:鼓风机向锅内吹入热风或冷风,调节温度和吹去多余细粉。冷热吹风可加速衣层的干燥。温度与风量可调节。

(4)除尘装置:由除尘罩及排风管道组成,排除包衣时的粉尘及湿热空气。

2. 悬浮包衣机　由包衣室、喷嘴、衣料盛装器、加热过滤器及鼓风设备等组成。包衣时,称取待包衣的片芯,加至包衣室内,鼓风,借急速上升的热空气流使全部片芯悬浮在空气中,上下翻动呈良好的沸腾状态,同时包衣溶液由喷嘴喷出,形成雾状而喷射于片芯上,至需要厚度后,片芯继续沸腾数分钟干燥即成,停机取出即得。全过程需时约1~2小时。

3. 干压包衣机　干压包衣系指将包衣材料制成干颗粒,利用特殊的干压包衣机,把包衣材料的干颗粒压在片芯的外面,形成一层干燥衣。此设备适用于包糖衣、肠溶衣或含有药物的衣。这种包衣法可以避免水分和温度对药物的影响;包衣物料亦可为各种药物成分,因此适用于有配伍禁忌的药物,或需延效的药物压制成多层片;生产流程很短,劳动条件也好。但它要求很精密的机器及自动控制、自动检查系统,设备很复杂,如果设备不精密就会出现空心片、偏心片等问题,因此,应用时须根据实际情况合理选用。

四、薄膜衣片包衣工艺流程及操作注意问题

薄膜衣(film coating)系指在片芯之外包一层比较稳定的高分子聚合物衣膜。由于该衣膜比糖衣薄,所以称薄膜衣,又称保护衣。片剂包薄膜衣的目的在于防止空气中湿气、氧气等侵入片剂,增加稳定性,并可掩盖不良气味。

(一)薄膜衣材料

主要包括成膜材料、增塑剂、着色剂和掩蔽剂、溶剂以及其他辅助材料等。薄膜材料必须具备的性能:①能充分溶解或均匀分散于适宜的介质中,易于包衣操作;②在规定的pH值条件下溶解或崩裂;③能形成坚韧连续的薄膜,且美观光洁,对光线、热、湿度均稳定;④无毒,无不良的嗅和味;⑤能与色素及其他材料混合使用等。

常用的薄膜衣材料如下:

1. 成膜材料　薄膜衣成膜材料按衣层作用的性质分类可分为胃溶型、肠溶型及水不溶型。

(1)胃溶型薄膜衣材料:该类材料可以在水或胃液中溶解。如羟丙基甲基纤维素(HPMC)、羟丙基纤维素(HPC)、Ⅳ号丙烯酸树脂、聚维酮(PVP)等。

(2)肠溶型薄膜衣材料:是指具有耐酸性,在胃液中不溶解,但在肠液中或pH值较高的水溶液中可以溶解的成膜材料。如丙烯酸树脂类聚合物、邻苯二甲酸醋酸纤维素(CAP)、羟丙甲纤维素酞酸酯(HPMCP)、醋酸羟丙甲纤维素琥珀酸酯(HPMCAS)等。

(3)水不溶型薄膜衣材料:是指在水中不溶解的薄膜衣材料,如乙基纤维素(EC)和醋酸纤维素等。

2. 增塑剂　系指能增加成膜材料可塑性的材料。加入增塑剂的作用是降低玻璃化转变温度,使其降至室温以下,增加衣膜柔韧性。常用的水溶性增塑剂有甘油、聚乙二醇、丙二醇、甘油三醋酸酯等;非水溶性增塑剂有蓖麻油、乙醚化甘油一酸酯等。

3. 着色剂和掩蔽剂　其目的是易于识别片剂类型及改善产品外观,掩盖有色斑的片芯和不同批号的片芯色调差异。

4. 溶剂　用于溶解、分散成膜材料和增塑剂。常用的有机溶剂有乙醇、丙酮等,有机溶剂溶液黏度低,且易挥发除去,但存在使用量大、有一定的毒性和易燃等缺点。近年来国内外已尝试以水为溶剂,以克服有机溶剂的不足。

(二)工艺流程

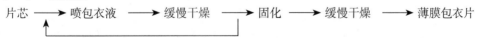

片芯 ⟶ 喷包衣液 ⟶ 缓慢干燥 ⟶ 固化 ⟶ 缓慢干燥 ⟶ 薄膜包衣片

操作过程如下:(1)将片芯置入预热的包衣锅内,锅内有适当形状的挡板;(2)喷入适量的包衣液,使片芯表面均匀润湿;(3)吹入缓和热风,缓慢蒸发溶剂;(4)重复操作(2)与(3)使片芯增重至符合要求;(5)多数薄膜衣需要在室温或略高于室温下放置6~8小时,使薄膜衣固化;(6)若使用有机溶剂,应在50℃下继续缓慢干燥12~24小时,以除尽残余的有机溶剂。

(三)薄膜衣过程中出现的问题及解决方法

（1）碎片粘连（picking）和剥落（peeling）：由于包衣液加入的速度过快，未能及时干燥，可能导致片剂相互粘连，重新分离时从一个片面上剥下衣膜碎片粘在另一片面上。小片称碎片粘连，大片称剥落。出现该情况时，应适当降低包衣液的加入速率，提高干燥速率。

（2）起皱和"橘皮"膜（orange peel）：主要由干燥不当引起，衣膜尚未铺展均匀，已被干燥。有波纹出现，即有起皱现象，喷雾时高低不平有如"橘皮"样粗糙面。出现这些现象或先兆时应立即控制蒸发速率，并且在前一层衣层完全干燥前继续添加适量的包衣液。若由于成膜材料的性质引起，则应改换材料。

（3）起泡（blistering）和桥接（bridging）：薄膜衣下表面有气泡或刻字片衣膜使标志模糊，表明膜材料与片芯表面之间黏着力不足，前者称为起泡，后者称为桥接。此时需改进包衣液组成、增加片芯表面粗糙度，或在片芯内添加能与衣膜内某些成分形成氢键的物质如微晶纤维素等，以提高衣膜与片芯表面的黏着力。另外，在包衣材料中使用增塑剂可提高衣膜的塑性。操作时降低干燥温度，延长干燥时间，也有利于克服上述现象。

（4）色斑（mottling）和起霜：色斑是指可溶性着色剂在干燥过程中迁移至表面而不均匀分布所产生的斑纹。起霜是指有些增塑剂或组成中有色物质在干燥过程中迁移到包衣表面，呈灰暗色且不均匀分布的现象。有色物料在包衣分散液内分布不匀，也会出现色斑现象。在配制包衣液时，必须注意着色剂或增塑剂与成膜材料间的亲和性及与溶剂的相溶性，充分搅拌，并延长包衣时间，缓慢干燥。

（5）出汗：衣膜表面有液滴或呈油状薄膜。原因主要是包衣溶液的配方组成不当，组成间有配伍禁忌。必须调整配方予以克服。

（6）崩边：由于包衣液喷量少、包衣锅转速过快而导致片芯边缘附着包衣液量少造成。出现该情况时，应适当提高包衣液的加入速率，降低包衣锅的转速，提高衣膜强度和附着力。

五、糖衣片包衣工艺流程及操作注意问题

糖衣（sugar coating）系指以蔗糖为主要包衣材料的衣层。糖衣具有一定防潮、隔绝空气的作用；可掩盖不良气味；改善外观并易于吞服。糖衣层可迅速溶解，是最早应用的包衣类型。

(一)糖衣的包衣材料
糖衣的包衣材料有糖浆、胶浆、滑石粉、白蜡等。

(二)工艺流程
隔离层→粉衣层→糖衣层→有色糖衣层→打光。依具体需要，有的工序可以省略或合并。

(三)包糖衣过程中出现的问题及解决方法
（1）糖浆粘锅：由于糖浆量过多，黏性过大，且搅拌不均匀所致。应保持糖浆的含糖量恒定，用量适宜，锅温不宜过低。

（2）糖浆不粘锅：锅壁表面的蜡未除尽时，可出现糖浆不粘锅的现象。应洗净锅壁或再涂一层热糖浆，撒一层滑石粉。

（3）脱壳或掉皮：片芯未能及时干燥会产生掉皮现象。在包衣时应注意层层干燥。

（4）片面裂纹：产生片面裂纹可能有以下几方面的原因：①糖浆与滑石粉用量不当，干燥温度过高，速率过快，粗糖晶析出而产生片面裂纹，为此，应注意糖浆与滑石粉的用量，控制干燥温度与速率；②衣层过脆，缺乏韧性，此时可适量加入塑性较强的材料或使用增塑剂；③在北方严寒地区可能由于片芯和衣层的膨胀系数差异较大，低温时衣层脆性过强所致，应注意贮藏温度。

（5）花斑或色泽不均：产生该现象的原因较多：若由于片面粗糙不平，粉衣层和糖衣层未包匀，或粉衣层过薄，片面着色不均，则可适当增加粉衣层厚度；若有色糖浆用量过少，未搅拌均匀，则选用浅色糖浆，分散均匀；若衣层未干就打光，则洗去蜡料，重新包衣；若因中药片受潮稳定性下降，则调整处方或改善工艺。

第五节　实　　例

一、阿司匹林肠溶片

【实验器材】

（一）仪器

单冲压片机、包衣机、乳钵、喷枪、空气压缩机、烧杯、不锈钢筛网（80目）、尼龙筛网（16目）、烘箱、分析天平、崩解度测定仪、片剂四用仪、脆碎度测定仪。

（二）试药

阿司匹林、乳糖、淀粉、玉米淀粉、淀粉浆、滑石粉、水、碳酸氢铵、CAP、丙二醇、滑石粉。

【实验内容】

（一）处方

	原料	用量/1000片
片芯处方	阿司匹林（80目）	80g
	乳糖	25.5g
	淀粉	11g
	玉米淀粉	7.25g
	淀粉浆	适量
	滑石粉	1.25g
包衣液处方	水	100ml
	碳酸氢铵	20g
	CAP	60g
	丙二醇	30g
	滑石粉（120目）	2g

（二）制法

1.阿司匹林片芯的制备　将阿司匹林粉末（80目）中加入乳糖、玉米淀粉、淀粉及适量10%淀粉浆制成软材，用16目筛网制湿颗粒，（60±5）℃通风干燥，14目筛网整粒。干颗粒中加入润滑剂（滑石粉）混匀压片。

2.单冲压片机的安装与调试

（1）装好下冲头，旋紧固定螺丝，旋转片重调节器，使下冲头在较低的部位。

（2）调节出片调节器，使下冲头上升到恰与模圈齐平。装上冲头并旋紧固定螺丝，转动压力调节器，使上冲头处在压力较低的部位，用手缓慢地转动压片机的转轮，使上冲头逐渐下降，观察其是否在冲模的中心位置，如果不在中心位置，应上升上冲头，稍微转动平台固定螺丝，移动平台位置直至上冲头恰好在冲模的中心位置，旋紧平台固定螺丝。装好饲料靴、加料斗，加入颗粒。

（3）用手转动压片机转轮，如感到不易转动，不得用力硬转，应调节压力调节器使之适当增加或减小压力。称其平均片重，使压出的片重符合要求，同时调节压力调节器，使压出的片剂有一定硬度。调节片重调节器使之适当增加或减小压力上下冲移动自如，则安装正确。

（4）开动电动机进行试压，检查片重和崩解时间，达到要求后方可正式电动压片。

（5）压片机的拆卸与安装顺序相反，拆卸顺序如下：加料斗→饲料器→上冲→冲模平台→下冲。

3.包衣溶液的制备　将肠溶材料溶于pH值为7.8的碳酸氢铵水溶液中。肠溶材料应逐渐加入以避免聚集和漂浮。形成胶体溶液后，再依次加入其他辅料，包括增塑剂、色素和滑石粉。

4.包衣操作　将1制得的阿司匹林片芯置包衣锅内，片床温度控制在40~50℃，转速为30~40转/分，将配制好的包衣溶液用喷枪连续喷雾于转动的片子表面，随时根据片子表面干湿情况，调控片子温度和喷雾速度，控制包衣溶液的喷雾速度和溶媒挥发速度相平衡，即以片面不太干也不潮湿为度。若发现片子较湿，则停止喷雾防止粘连，待片子干燥后继续喷雾，使包衣片增重4%~5%。将包好的肠溶衣片，置30~40℃烘箱干燥3~4小时。阿司匹林肠溶片制备的实验流程如下：

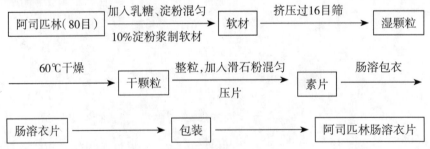

（三）操作要点及注意事项

1.黏合剂用量要适当，使软材达到"手握成团，轻压即散"要求。再将软材挤压过筛，制成所需大小颗粒，颗粒应以无长条、块状和过多细粉为宜。

2.阿司匹林在湿、热下不稳定，尤其遇铁质易变色并水解成水杨酸和醋酸。硬脂酸镁和硬脂酸钙能促进乙酰水杨酸的水解，故用滑石粉做润滑剂；此片剂干燥温度应控制在

50~60℃,以防高温药物不稳定。

3. 必须选用不锈钢包衣锅,因乙酰水杨酸等药物遇金属不稳定,可先在包衣锅内喷雾覆盖一层包衣膜。

4. 包衣温度应控制在50℃左右,以避免温度过高易使药物分解或片剂表面产生气泡,衣膜与片芯分离。

(四)质量检查与评定

对片剂进行常规质量检查,确保其质量合格。

1. 外观检查 主要检查片剂的外形是否圆整、表面是否有缺陷(碎片粘连和剥落、起皱和橘皮膜、起泡和桥接、色斑和起霜等)、表面粗糙和光洁度。

2. 包衣片重量和硬度检查 应在包衣前检查片芯的重量差异,符合表7-3规定后方可包衣。包衣后不再检查重量差异。

表7-3 片剂重量差异限度

平均重量	重量差异限度
0.3g以下	±7.5%
0.3g或0.3g以上	±5%

3. 被复强度试验(抗热试验) 将包衣片50片置250W红外灯下15cm处受热4小时,观察并记录片面变化情况,注: 合格品片面无变化。

4. 耐湿耐水性试验 将包衣片置于恒温恒湿箱中经过一定时间,以片剂增重为指标,表示耐湿耐水性。

5. 比较片芯与包衣片的溶出度。

(五)功能与主治

本品为非甾体抗炎药。临床可用于镇痛解热,抗炎,抗风湿,抗血栓等。

(六)用法与用量

成人常用量:

(1)解热、镇痛,一次0.3~0.6g,一日3次,必要时4小时1次。

(2)抗风湿,一日3~6g,分4次口服。

(3)抑制血小板聚集则应用小剂量,如每日80g~300mg,一日1次。口服,一次2~4片,一日4次。

(七)规格

每片含阿司匹林0.3g。

二、银黄片

【实验器材】

1. 仪器 小型压片机、包衣锅、烧杯、手摇筛(20目、40目)、烘箱、分析天平、崩解度测定仪、片剂四用仪、脆碎度测定仪。

2. 试药 金银花、黄芩、乙醇、淀粉、硬脂酸镁。

【实验内容】

(一)处方

原料	用量/1000片
金银花提取物	100g
黄芩提取物	40g
淀粉	160g
硬脂酸镁	5g
75%乙醇	适量

(二)制法

取金银花提取物、黄芩提取物、淀粉混匀,以75%乙醇溶液制软材,挤压过20目筛网,制湿颗粒,40~50℃干燥,整粒,加入硬脂酸镁混匀,压制成1000片(0.30g/片),即得。

银黄片制备的实验流程:

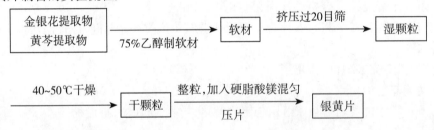

附 金银花提取物、黄芩提取物的制备

金银花提取物的制备 取金银花分别加水10倍、7倍煎煮两次,第一次1小时,第二次45分钟。滤过,滤液加入石灰乳调节pH值至10~12,静置,滤取沉淀,加适量水,加硫酸调节pH值至6~7,搅匀,滤过,滤液浓缩至稠膏状,烘干,即得。

黄芩提取物的制备 取黄芩分别加水8倍、6倍煎煮两次,每次1小时,合并煎液,滤过,滤液加硫酸调节pH值至2,静置,滤取沉淀,用乙醇适量洗涤后,干燥,即得。

(三)操作要点及注意事项

1. 黄芩中的主要有效成分为黄芩苷。提取时黄芩苷在一定温度下易被药材中的共存酶解成苷元而降低疗效,故提取时直接用沸水提取,以使酶在高温下变性而避免其对黄芩苷的影响。金银花中的有效成分绿原酸对热不稳定,干燥过程中应严格控制温度,一般要求在60℃以下。

2. 制粒操作是片剂制备的关键工序,但片剂制粒所用筛网目数与颗粒剂不同,通常视片重而定。一般片重0.5g或0.5g以上,选用14~16目筛;片重0.3~0.5g,选用16~18目筛;片重

0.1~0.3g,选用18~22目筛。因为压片时,若小片用大颗粒,则片重差异大。大片可用较大颗粒或小颗粒压片。

3. 颗粒干燥的程度一般凭经验掌握,含水量以3%~4%为宜。含水量过高会产生黏冲现象;含水量过低易出现顶裂现象。

4. 整粒一般选用与制湿颗粒时相同或稍小目数的筛网。整粒后,再用细筛将润滑剂(硬脂酸镁)筛入颗粒中混匀。

5. 压片前要选用适宜大小的冲模安装到压片机上。冲模大小常以冲头模孔的直径表示,一般片重0.1g左右用6mm; 0.2~0.3g用8mm; 0.3~0.4g用10mm; 0.5g左右用12mm。此外,应调整出片(使下冲头平面与冲模台板相平)、充填量(使模孔容量恰好等于定量颗粒的体积)、压片硬度(使压出的药片硬度合格,一般用手能摇动飞轮为宜)。中药浸膏片易吸潮,压片过程中应控制操作室的相对湿度(RH)在50%以下,否则易吸湿引起黏冲、片剂变软等现象。

(四)质量检查与评定

应对片剂进行常规质量检查,确保其质量合格。

1. **外观检查**　应完整光洁,色泽均匀。

2. **重量差异**　照现行版《中国药典》进行检查,超出重量差异限度的不能多于2片,并不得有1片超出限度的一倍。

3. **崩解时限**　照现行版《中国药典》进行检查,应在1小时内全部崩解,如有1片未能完全崩解,应另取6片复试,均应符合规定。如果供试品黏附挡板,应另取6片,不加挡板按上述方法操作,均应符合规定。

4. **硬度试验**　①取样品5片,用硬度测定仪或片剂四用仪测量片剂的破碎(抗张)强度,其平均值应在2~10kg。②取样品10~20片,精密称定,置于脆碎度测定仪中旋转10分钟,其磨损失重应在1%以内。

(五)功能与主治

清热,解毒,消炎。用于急慢性扁桃体炎,急慢性咽喉炎,上呼吸道感染等。

(六)用法与用量

口服,一次2~4片,一日4次。

(七)规格

每片重0.3g。

第八章　注射剂制备技术

第一节　概　　述

一、注射剂的概念、特点及类型

注射剂（injections）系指原料药物或与适宜的辅料制成的供注入体内的无菌制剂,可分为注射液、注射用无菌粉末与注射用浓溶液等。它是临床应用最广泛、最重要的剂型之一,是一种不可替代的临床给药制剂,在危重病人抢救时尤为重要。

（一）注射剂的特点

1. 药效迅速、剂量准确、作用可靠　注射剂直接注入人体组织或血管,不会受到食物和消化液的破坏和影响,所以吸收快、作用迅速、剂量准确、作用可靠。

2. 适用于不宜口服的药物　易被消化液破坏或不易被胃肠道吸收的药物,只能制成注射剂。如酶、蛋白等生物技术药物,常制成粉针剂。

3. 适用于不能口服给药的病人　不能吞咽或昏迷的患者,可以注射给药和补充营养。

4. 可以产生局部或长效作用　局部麻醉药可以产生局部定位作用,此外某些注射剂还具有延长药效的作用,有些注射剂可以用于疾病诊断。如盐酸普鲁卡因与强的松用于封闭疗法。

5. 可以产生定向作用　脂质体或静脉乳剂注射后,在肝、脾、肺等器官药物分布较多,有定向作用。

6. 较其他液体制剂耐贮存　注射剂是将药液或粉末密封于特制容器之中与外界空气隔绝,且在制造时经过灭菌处理或无菌操作,故较其他液体制剂耐贮存。

但注射剂也存在依从性较差、安全性不及口服制剂,以及制作过程复杂,生产费用较大,价格也较高的不足。

（二）注射剂的分类与给药途径

1. 分类　按分散系统,注射剂主要分为如下几种类型:

（1）溶液型注射剂:对于易溶于水并且在水溶液中稳定的药物,则制成水溶液型注射剂。在水溶液中不稳定的药物,若溶于油,可制成油溶液型注射液。根据分子量的大小又分为低分子溶液型和高分子溶液型。

（2）乳状液型注射剂：水不溶性液体药物或油状液体药物，根据医疗需要可以制成乳状液注射剂，如静脉注射脂肪乳剂等。

（3）混悬型注射剂：水难溶性药物或注射后要求延长药效作用的药物，可制成水或油混悬液，一般仅供肌内注射。

（4）注射用无菌粉末：亦称粉针，系指药物制成的供临用前用适宜的无菌溶液配制成澄明溶液或均匀混悬液的无菌粉末或无菌块状物。

除此之外还有将药物制成的供临用前稀释后静脉滴注用，称为注射用浓溶液。

2. 注射剂的给药途径　根据临床治疗的需要，注射剂可以有静脉、脊椎腔、肌内、皮下注射和皮内等多种给药部位。

（1）皮内注射：皮内注射系注射于表皮和真皮之间，一次注射量在0.2ml以下，常用于过敏性试验或疾病诊断，如白喉诊断毒素、青霉素皮试液等。

（2）皮下注射：注射于真皮与肌肉之间的软组织内，药物吸收速度较慢，注射剂量通常为1~2ml，皮下注射剂主要是水溶液。

（3）肌内注射：肌内注射一次剂量一般在1~5ml；除水溶液外，油溶液、混悬液、乳浊液均可作肌内注射。

（4）静脉注射：静脉注射分静脉推注和静脉滴注，前者用量小，一般5~50ml，后者用量大（一般不小于100ml，又称大输液）。静脉注射药效最快，常作急救、补充体液和供营养之用。静脉注射剂多为水溶液，非水溶液、混悬型注射剂一般不能作静脉注射。静脉输液与脑池内、硬膜外、椎管内用的注射液不得添加抑菌剂，通常一次注射量超过15ml的注射液，也不得添加抑菌剂。

（5）脊椎腔注射：注入脊椎四周蜘蛛膜下腔内。注入一次剂量不得超过10ml，脊椎腔注射剂必须等渗，注入时应缓慢。

此外，还有腹腔注射、动脉内注射、心内注射、关节腔注射等。近年来一些抗肿瘤药物采用动脉内注入，直接进入靶组织，提高了药物疗效。

二、注射剂的质量要求

1. 无菌　注射剂成品中不得含有任何活的微生物。

2. 无热原　对于注射量大的、供静脉注射和脊椎腔注射的注射剂必须符合无热原的质量指标。

3. 澄明度　按照澄明度检查的规定，应符合规定要求。

4. pH值　一般注射剂要求pH值4~9。

5. 渗透压　注射剂要求有一定的渗透压，供静脉注射和脊椎腔注射的注射剂应当与血浆渗透压相等或接近；否则，低渗溶液会造成红细胞胀破、溶血；高渗溶液会使红细胞萎缩。

6. 安全性　注射剂安全试验包括刺激性试验、溶血试验、过敏试验、急性毒性试验、长期毒性试验等。

7. 稳定性　注射剂要求具有必要的化学稳定性、物理稳定性和生物稳定性，有明确的有效期。

三、注射剂的制备工艺流程

注射剂生产过程包括原辅料的准备、配制、灌封、灭菌、质量检查、包装等步骤,对于非最终灭菌产品的无菌生产操作环境区域划分为A级、B级、C级和D级,但对最终灭菌产品的生产操作环境区域划为分A级、C级和D级,具体要求见《药品生产管理质量管理规范(2010年修订)》。

第二节 安瓿处理技术

安瓿的式样目前采用有颈安瓿与粉末安瓿两种,其容积通常为1、2、5、10、20ml几种规格,此外还有曲颈安瓿。粉末安瓿系供分装注射用粉末或结晶性药物之用。故瓶的口颈粗或带喇叭口,便于将药物装入。近年来开发一种可同时盛装粉末与溶剂的注射容器,容器分两隔室,下面隔室装无菌药物粉末,上面隔室盛溶剂,中间用特制的隔膜分开,用时将顶上的塞子压下,使隔膜打开,溶液流入下隔室,将药物溶解后使用,这种注射用容器,特别适用于一些在溶液中不稳定的药物。

一、安瓿的质量要求

安瓿不仅在制造过程中需耐受高温灭菌,而且应适合在不同环境下长期贮藏。玻璃质量能影响注射剂的稳定性,如导致pH值改变、沉淀、变色、脱片等。因此,安瓿瓶应满足以下质量要求:

1. 应无色透明,便于澄明度及药液变质情况检查。
2. 应具有优良的耐热性能和低膨胀系数。在洗涤、灭菌或冷藏中不易爆裂。
3. 要有一定的物理强度,避免操作过程中破损。
4. 化学稳定性好,不易被药液所浸蚀,不改变药液的pH值。熔点低,易于熔封,并不得产生失透现象。
5. 不得有气泡、麻点、砂粒、粗细不匀及条纹等。

根据安瓿的化学组成不同,目前制造空安瓿的玻璃有中性硬质玻璃、含钡玻璃和含锆玻璃。中性硬质玻璃用于中性、弱酸性药液的灌装,如各种输液、注射用水等;含钡玻璃用于强碱性药液的灌装,如磺胺嘧啶钠(pH值10~10.5);含锆玻璃用于强酸、强碱性药液的灌装,如维生素B$_1$(pH值1~2)。

为了保证注射剂质量,安瓿要经过一系列检查。一般必须通过物理和化学检查。物理检查主要包括安瓿外观、尺寸、应力、清洁度、热稳定性等。化学检查主要包括玻璃容器的耐酸性、耐碱性检查和中性检查,可按有关规定的方法进行。必要时特别当安瓿材料变更时还需要进行装药试验,理化性能检查虽合格,尚需作装药试验,证明无影响方能应用。

二、安瓿的清洗、干燥灭菌应注意的问题

一般质量好的安瓿可直接洗涤,但质量差的安瓿需要先灌瓶蒸煮,进行热处理。一般使用离子交换水,质量较差的安瓿需用0.1%的盐酸5%醋酸水溶液,灌满后,以100℃、30分钟热处理。目的是使瓶内灰尘和附着的砂粒等杂质经加热浸泡后落入水中,容易洗涤干净,同时也是一种化学处理,让玻璃表面的硅酸盐水解,微量的游离碱和金属离子等溶解,使安瓿的化学稳定性提高。安瓿的洗涤方法有甩水洗涤法、加压喷射气水洗涤法和超声波洗涤法。

安瓿洗涤后,一般要在烘箱内用120~140℃温度干燥。盛装无菌操作或低温灭菌的安瓿则须用180℃干热灭菌1.5小时。大量生产,多采用由红外线发射装置与安瓿自动传送装置两部分组成的隧道式烘箱,隧道内平均温度200℃左右,有利于安瓿连续化生产。安瓿在连续的层流洁净空气的保护下,经过350℃的高温,很快就完成了干热灭菌,而且安瓿极为洁净。灭菌好的空安瓿存放柜应有净化空气保护,安瓿存放时间不应超过24小时。

第三节　配液技术

一、配制药液的原料用量计算应考虑的问题

(一)原辅料的质量要求与投料量计算

供注射用的原辅料,应符合"注射用"规格,并经化验合格方能投料;辅料应符合药用标准,若有注射用规格,应选用注射用规格。

配液时应按处方规定和原辅料化验测定的含量结果计算出每种原辅料的投料量,并应双人核对。药物含结晶水应注意处方是否要求换算成无水药物的用量。生产中改换原辅料的生产厂家时,甚至对于同一厂的不同批号的产品,在生产前均应作小样试验。

在投料之前,应根据处方规定用量、原料实际含量、成品含量及损耗等计算所有成分的实际投料量。

原料实际用量=原料理论用量×成品标示量/原料实际含量

原料理论用量=实际配液数×成品含量%

实际配液数=实际灌装数+实际灌装时损耗量

(二)配制用具的选择与处理

配液用的器具均应用化学稳定性好的材料制成,常用的有玻璃、不锈钢、耐酸碱搪瓷或无毒聚氯乙烯桶等。铝制品不宜选用。大量生产可选用夹层的不锈钢锅,并装有搅拌器。

供配制用的所有器具使用前须用新鲜注射用水烫洗或灭菌后备用,胶管、胶塞先用肥皂水浸泡并充分搓揉以除去管内的附着物,再用饮用水揉搓冲洗,洗去碱液,再用注射用水加热煮沸15分钟,然后冲洗干净备用。广口容器可用擦有肥皂并搓成泡沫的纱布擦洗,

不要直接用肥皂擦器壁,以免肥皂进入孔隙,难以洗净,再依次用饮用水、注射用水洗净备用。

(三)药液配制方法

1. 稀配法 凡原料质量好,药液浓度不高或配液量不大时,常用稀配法,即一次配成所需的浓度。

2. 浓配法 当原料质量较差,则常采用浓配法,即将全部原辅料加入部分溶媒中配成水溶液,经加热或冷藏、过滤等处理后,根据含量测定结果稀释至所需浓度。溶解度小的杂质在浓配时可以滤过除去;原料药质量差或药液不易滤清时,可加入配液量0.02%~1%针用一级活性炭,煮沸片刻,放冷至50℃再脱炭过滤。另外,活性炭在微酸性条件下吸附作用强,在碱性溶液中有时出现脱吸附,反而使药液中杂质增加。

若为油溶液,注射用油应在用前经150~160℃,1~2小时干热灭菌后冷却待用。

配制应在洁净的环境中进行,一般不要求无菌;配好后,应进行半成品质量检查,包括pH值、含量等,合格后才能滤过。

二、活性炭使用应注意的问题

配制注射剂时使用活性炭吸附热原,色素及其他杂质。在使用活性炭时,我们必须注意以下几个问题:

1. 吸附作用的限度 活性炭的吸附作用是有一定限度的,单纯依赖活性炭的吸附作用不能解决问题,必须采取调节pH值或更换原料,例如葡萄糖原料中含有未水解的糊精,虽然用活性炭多次吸附,溶液的澄明度仍不合格,这种原料就不能投产,或配液时添加适量的盐酸促使糊精水解。

2. 温度对吸附的影响 活性炭在输液中的吸附作用随温度的升高而增加,浓配时加入活性炭后要加热煮沸,并趁热抽滤。

3. 时间对吸附的影响 一般温度高需要的时间短,温度低需要的时间长。实践证明,100℃经15~30分钟能将葡萄糖溶液中所能吸附的杂质完全吸附。

4. pH值对吸附的影响 活性炭在酸性溶液中吸附力最强,在碱性溶液中(pH值6~8以上)会出现脱吸附作用而增加溶液中的杂质。在配制葡萄糖注射液时,加入适量的盐酸调节pH值,对活性炭的吸附作用是有帮助的。

5. 活性炭的用量 活性炭的用量按原料的纯度而定,一般为溶液总体积的0.02%~1%。

6. 活性炭的加入方法 采取少量多次比一次量为好,当原料质量较好而活性炭用量较少时,一次加入即可。一般分两次加入,即一半量加在浓配液中,另一半量加在稀释液中,煮沸一定时间,然后抽滤除炭。配制葡萄糖注射液时,必须先加盐酸,待液面附着的泡沫消失后,再加活性炭,并搅拌均匀。如果先加活性炭,则泡沫中的气体被炭粒吸附,使炭粒表面形成一层气体的薄膜,不容易被溶液湿润。影响活性炭的吸附作用。活性炭的吸附作用系一平衡反应,若活性炭的质量差,非但不能吸附注射剂中的杂质,反而能使活性炭中的杂质释放入注射剂中。要选用一级针用炭。活性炭还能吸附水分、气体,应密闭贮存,使用前在烘箱中热处理一次,以驱除活性炭吸附的水分、气体,增强吸附力。

第四节　灌 封 技 术

灌封包括灌注药液和封口两步,灌封应在同一室内进行。灌注后立即封口,以免污染。灌封室是灭菌制剂制备的关键地区,其环境要严格控制,达到尽可能高的洁净度。

药液灌封要求做到剂量准确,药液不沾瓶,不受污染。注入容器的量要比标示量稍多,以补偿在给药时由于瓶壁黏附和注射器及针头的吸留而造成的损失,保证用药剂量。为使灌注容量准确,在每次灌注以前,必须用精确的小量筒校正注射器的吸取量,然后试灌若干支安瓿,符合规定时再行灌注。

安瓿封口要严密不漏气,颈端圆整光滑,无尖头和小泡。目前规定采用拉封的方法封口。某些不稳定产品,安瓿内要通入惰性气体以置换安瓿中的空气,常用的有氮气和二氧化碳。

注射剂生产从洗涤到灭菌、包装,经过多道工序,因此将这些工序联接起来,组成联动机,是当前注射剂生产中迫切需要解决的问题。我国现已制成洗、灌、封联动机,使生产效率有很大提高,但灭菌包装还没有联动化。

一、灌装药液应考虑的问题

灌装药液时应注意:①剂量准确,灌装时可适当增加药液量,以保证注射用量不少于标示量;②药液不沾瓶,为防止灌注器针头"挂水",活塞中心常有毛细孔,可使针头挂的水滴缩回并调节灌装速度,过快时药液易溅至瓶壁而沾瓶;③通惰性气体时既不使药液溅至瓶颈,又使安瓿空间空气除尽。

二、常见问题分析

注射剂安瓿的封口一般包括拉封和顶封两种方法,前法生产的成品具有顶部光滑、结实、严密等优点,但在实际应用过程中,许多因素都会影响灌封后安瓿的质量。在安瓿灌封过程中可能出现的问题有:剂量不准、封口不严(毛细孔)、出现大头、焦头、瘪头、爆头等。焦头是常出现的问题,主要有安瓿颈部沾有的药液在熔封时炭化而致。灌装时给药太急,溅起药液、针头安装不正等,都会导致颈部粘药,以致焦头产生。充二氧化碳时容易发生瘪头、爆头。对于出现的各种问题,应逐一分析原因,予以解决。

第五节　灭菌、检漏技术

一、灭菌技术

药剂学中灭菌措施的基本目的是,既要除去或杀灭微生物,又要保证药物的稳定性、治疗作用及用药安全。因此选择灭菌方法时必须结合药物的性质加以全面考虑。故灭菌法的研究对保证产品质量有着重要意义。常见的灭菌方法见第二章第二节。

二、检漏技术

灭菌后应立即进行安瓿的漏气检查。有下列几种检查方法：

1. 灭菌后减压到常压开锅门，放进冷水淋洗降温，然后关紧锅门抽气（抽出漏气安瓿内气体），抽气完毕开启色水阀，使色液（0.05%曙红或亚甲蓝）进入锅内直至淹没安瓿时止，开启气阀使锅内压力回复常压，此时色液被吸入漏气空瓶中，再将色液抽回贮器，开启锅门、用水淋洗安瓿后，清晰可见带色的漏气安瓿，便可剔除。

2. 在灭菌后，趁热立即放颜色水于灭菌锅内，安瓿遇冷内部压力收缩，颜色水即从漏气的毛细孔进入而被检出。

3. 深色注射液的检漏，可将安瓿倒置进行热压灭菌，灭菌时安瓿内气体膨胀，将药液从漏气的细孔挤出，使药液减少或成空安瓿而被剔除。

第六节 实　　例

一、化药注射剂的制备

例1：维生素C注射液（抗坏血酸）

【处方】　维生素C　104g　　　　依地酸二钠　0.05g
　　　　　碳酸氢钠　49g　　　　　亚硫酸氢钠　2g
　　　　　注射用水　　　　　　　加至1000ml

【制法】　在配制容器中，加配制量80%的注射用水，通二氧化碳饱和，加维生素C溶解后，分次缓缓加入碳酸氢钠，搅拌使完全溶解，加入预先配制好的依地酸二钠溶液和亚硫酸氢钠，搅拌均匀，调节药液pH值6.0~6.2，添加二氧化碳饱和的注射用水至足量，用垂熔玻璃漏斗与微孔滤膜过滤，溶液中通二氧化碳，并在二氧化碳或氮气流下灌封，灭菌。

本品为维生素类药。参与机体新陈代谢，减轻毛细管脆性，增加机体抵抗能力。用于预防及治疗坏血病等。

注：(1)维生素C分子中有烯二酸式结构，故显强酸性。注射时刺激性大，产生疼痛，故加入碳酸氢钠，使部分维生素C中和成钠盐，以避免疼痛。同时碳酸氢钠起调节pH值的作用，以增加本品的稳定性。

（2）维生素C的水溶液与空气接触，易发生氧化水解而失去治疗作用。

（3）影响本品稳定性的因素还有空气中的氧、溶液的pH值和金属离子（特别是铜离子）。因此生产上采取充填惰性气体、调节药液pH值、加抗氧剂及金属离子络合剂等措施。但实验表明抗氧剂只能改变本品色泽，对稳定制剂的含量没有作用，亚硫酸盐和半胱氨酸对改善本品色泽作用较显著。

（4）温度影响本品的稳定性，灭菌温度高、时间长会使药物的分解增加，因此操作过程应尽量在避菌条件下进行，严防污染。

例2：醋酸可的松注射液

【处方】 醋酸可的松微晶 25g　　硫柳汞 0.01g　　氯化钠 3g
聚山梨酯80 1.5g　　羧甲基纤维素钠（30~60cPa·s） 5g
注射用水 加至1000ml

【制法】（1）硫柳汞加于50%总量的注射用水中，加羧甲基纤维素钠，搅匀，过夜溶解后，用200目尼龙布滤过，密闭备用；

（2）氯化钠溶于适量注射用水中，经G₄垂熔漏斗滤过；

（3）将（1）项溶液置水浴中加热，加（2）项溶液及聚山梨酯80搅匀，使水浴沸腾，加醋酸可的松，搅匀，继续加热30分钟。取出冷却至室温，加注射用水调至总体积，用200目尼龙布过筛两次，于搅拌下分装于瓶内，扎口密封，灭菌。

二、中药注射剂的制备

例：双黄连注射剂

【处方】 黄芩 37.5g　　金银花 37.5g　　连翘 75g
注射用水 加至1000ml

【制法】（1）黄芩切片，加水煎煮二次，每次1小时，分次滤过，合并滤液，滤液用盐酸（2mol/L）调节pH值至1.0~2.0，在80℃保温30分钟（0h），静置24小时（高速离心），滤过，沉淀加8倍量水，搅拌，用40%氢氧化钠溶液调pH值至7.0，并加等量乙醇，搅拌使溶，滤过，滤液用盐酸（2mol/L）调节pH值至2.0，60℃保温30分钟（0h），静置12小时（高速离心），滤过，沉淀用乙醇洗涤至pH值至4.0，加10倍量水，搅拌，用40%氢氧化钠溶液调节pH值至6.0，加入0.5%活性炭，充分搅拌，50℃保温30分钟（0h），加入1倍量乙醇搅拌均匀，立即滤过，滤液用盐酸（2mol/L）调pH值至2.0，60℃保温30分钟（0h），静置12小时（高速离心），滤过，沉淀用少量乙醇洗涤后，于60℃以下干燥。

（2）取金银花、连翘加水温浸0.5小时后，煎煮2次，第一次1.5小时，第二次0.5小时，合并煎液并滤过，滤液浓缩至相对密度为1.20~1.25（70~80℃测定），冷至40℃时缓缓加入95%乙醇使含醇量达75%，充分搅拌，静置12小时（高速离心），滤取上清液，残渣加75%乙醇适量，搅匀，静置12小时（高速离心）滤过，合并乙醇液，回收乙醇至无醇味，制成金银花、连翘提取液，备用。

（3）配制取黄芩提取物，加水适量，加热并用40%氢氧化钠溶液调节pH值至7.0使溶解，加入金银花、连翘提取液，加水至1000ml，加入0.5%活性炭，保持pH值7.0，加热微沸15分钟，冷却，滤过，加注射用水至1000ml，灌封，灭菌，即得。

第九章 胶囊剂制备技术

第一节 概　述

一、胶囊剂的概念、类型

胶囊剂（capsules）是指药物（或药物与辅料的混合物）充填于空心硬质胶囊或密封于弹性软质囊壳中的固体制剂。

胶囊剂的分类：根据胶囊剂的溶解与释放特性，胶囊剂可分为硬胶囊（称为胶囊）、软胶囊（胶丸）、缓释胶囊、控释胶囊和肠溶胶囊，主要供口服用。

1. 硬胶囊（hard capsules）　是指采用适宜的制剂技术，将药物或加适宜辅料制成粉末、颗粒、小片、小丸、半固体或液体等，充填于空胶囊中制成的胶囊剂。

2. 软胶囊（soft capsules）　是指将一定量的液体药物直接包封，或将固体药物溶解/分散在适宜赋形剂中制备成溶液、混悬液、乳状液或半固体，密封于球形或椭圆形的软质囊材中制成的胶囊剂。可用滴制法或压制法制备。软质囊材是由明胶、甘油或其他适宜的药用辅料单独或混合制成。

3. 缓释胶囊（sustained release capsules）　是指在规定的释放介质中缓慢地非恒速释放药物的胶囊剂。缓释胶囊应符合缓释制剂的有关要求并应进行释放度检查。

4. 控释胶囊（controlled release capsules）　是指在规定的释放介质中缓慢地恒速释放药物的胶囊剂。控释胶囊应符合控释制剂的有关要求并应进行释放度检查。

5. 肠溶胶囊（enteric capsules）　是指将硬胶囊或软胶囊用适宜的肠溶材料制备而得，或用经肠溶材料包衣后的颗粒或小丸充填于胶囊而制成的胶囊剂。肠溶胶囊的特点是不溶于胃液，但能在肠液中崩解并释放药物。

二、胶囊剂的质量要求

胶囊剂的质量应符合2015年版《中国药典》"制剂通则"项下对胶囊剂的要求。

1. 外观　胶囊剂外观应整洁，不得有黏结、变形、渗漏或囊壳破裂现象，并应无异臭。

2. 水分　硬胶囊应做水分检查。取供试品内容物，照水分测定法测定，除另有规定外，不得超过9.0%。硬胶囊内容物为液体或半固体者不检查水分。

3.装量差异　按照装量差异检查法检查,应符合表9-1中的规定。

表9-1　胶囊剂装量差异限度

平均装量	装量差异限度
0.30g以下	±10%
0.30g及0.30g以上	±7.5%

除另有规定外,取供试品10粒,分别精密称定重量,倾出内容物(不得损失囊壳),硬胶囊囊壳用小刷或其他适宜的用具拭净;软胶囊或内容物为半固体或液体的硬胶囊囊壳用乙醚等易挥发性溶剂洗净,置通风处使溶剂挥尽,再分别精密称定囊壳重量,求出每粒内容物的装量。每粒装量与表示装量相比较(无表示装量的胶囊剂,与平均装量比较),装量差异限度应在标示装量(或平均装量)的±10%以内,超出装量差异限度的不得多于2粒,并不得有1粒超出限度1倍。

4.崩解时限　对于硬胶囊或软胶囊,除另有规定外,取供试品6粒,按2015年版《中国药典》第四部通则0921进行崩解时限检查(如胶囊漂浮于液面,可加挡板)。硬胶囊应在30分钟内全部崩解,软胶囊应在1小时内全部崩解。软胶囊可改在人工胃液中进行检查。如有1粒不能完全崩解,应另取6粒复试,均应符合规定。

对于肠溶胶囊,除另有规定外,取供试品6粒,按2015年版《中国药典》第四部通则0921进行崩解时限检查(如胶囊漂浮于液面,可加挡板):先在盐酸溶液(9→1000)中检查2小时,每粒囊壳均不得有裂缝或崩解现象;将吊篮取出,用少量水洗涤后,每管中各加入挡板1块,改在人工肠液(pH值6.8)中进行检查,1小时内应全部崩解。如有1粒不能完全崩解,应另取6粒复试,均应符合规定。

凡规定检查溶出度或释放度的胶囊剂,可不进行崩解时限的检查。

5.微生物限度　照非无菌产品微生物限度检查(《中国药典》第四部通则1105),应符合规定。

第二节　硬胶囊剂制备技术

一、胶囊剂型号规格

空胶囊的主要囊材为明胶,其主要由骨、皮水解而制得的。除明胶外,空心胶囊中还可以加入增塑剂、增稠剂、遮光剂、着色剂、防腐剂等。目前空胶囊共有八种规格,由大到小依次为000、00、0、1、2、3、4、5号,常用的为0~5号,随着胶囊号数由小到大,其容积由大到小详见表9-2。

表9-2　空胶囊号数与容积关系

空胶囊号数	0	1	2	3	4	5
容积/ml	0.75	0.55	0.40	0.30	0.25	0.15

二、制备工艺流程

硬胶囊剂制备工艺流程为：将药物和辅料分别粉碎、过筛后进行混合，将混合物或者是经过制粒所得的颗粒填充进空胶囊中。将胶囊套合后进行整理、质检，质检合格后包装得成品。

三、胶囊剂制备关键技术及应注意的问题

1. 填充物料的制备　若纯药物粉碎至适宜粒度就能满足硬胶囊剂的填充要求，即可以直接填充，但大多数药物由于流动性差等方面的原因，均需加入一定的稀释剂、润滑剂等辅料才能满足填充或临床用药的要求。一般可以加入蔗糖、乳糖、微晶纤维素、改性淀粉、二氧化硅、硬脂酸镁、滑石粉、HPC等改善物料的流动性或避免分层，也可加入辅料制成颗粒后进行填充。

2. 胶囊规格的选择　应根据药物的填充量选择空胶囊的规格，首先按药物的规定剂量所占容积来选择最小空胶囊，可根据经验试装后决定。还有常用方法是先测定待填充物料的堆密度，然后根据装填剂量计算该物料容积，以确定应选择的胶囊的号数。

3. 填充与套合胶囊帽　胶囊剂的填充方式可归为四种类型:(1)直接由螺旋压进物料;(2)是利用柱塞上下往复压进物料;(3)是自由流入物料;(4)先在填充管内将药物压成单位药粉块，再填充于胶囊中。从填充原理来看,(1)、(2)两种类型对物料要求不高，只要物料不易分层即可；第(3)种类型要求物料具有良好的流动性，常需制粒才能达到;(4)适于流动性差，但混合均匀的物料，如针状结晶药物、易吸湿药物等。

第三节　软胶囊剂制备技术

一、软胶囊剂囊材的组成

软胶囊囊材的组成主要是由胶料(明胶或阿拉伯胶)、增塑剂(甘油、山梨醇或两者混合物)、附加剂(防腐剂、遮光剂、色素、芳香剂)和水组成。其中弹性与明胶、增塑剂和水三者的比例有密切关系，一般情况三者重量比例为干明胶∶增塑剂∶水=1∶(0.40~0.6)∶1。

二、制备工艺流程

软胶囊剂制备方法分为压制法及滴制法，其制备流程分别如下:

1. 压制法　将胶液制成薄厚均匀的胶带，再将药液置于两个胶带之间，用钢板模或旋转模压制成软胶囊，之后再进行干燥、洗丸、检验、捡丸、包装。

2. 滴制法　将胶液与药液分别在双层滴头的外层与内层以不同的速度流出，使定量的胶液将定量的药液包裹之后，滴入与胶液不相混溶的冷却液，逐渐冷却，凝固成软胶囊，之后再进行干燥、洗丸、检验、捡丸、包装。

三、软胶囊剂制备关键技术及应注意的问题

1. 影响软胶囊成型的因素

（1）囊壁组成的影响：在制备软胶囊的过程中，如果增塑剂用量过低或过高，则囊壁会相应的过硬或者过软。并且软胶囊在制备以及放置过程中水分极易汽化而损失，因此，明胶与增塑剂的比例对于软胶囊剂的制备及质量控制有着十分重要的影响。

（2）填充药物与附加剂的要求：由于软质囊材以明胶为主，因此对胶囊壁无影响的药物和附加剂可以进行填充，适用于各种油类以及对明胶无溶解作用的液体药物或混悬液及固体药物。但在制备过程中应该注意以下几点：①液体药物含水量不应该超过5%；②液体药物含挥发性、小分子有机化合物，如乙醇、酸等，均能使囊壁软化或囊壁变软；③醛类可使明胶变性；④O/W型乳剂的内容物与囊壁接触后因失水而使乳剂破裂，囊壁变软；⑤液态药物pH值以2.5~7.5为宜，否则易使明胶水解或变性，导致泄漏或影响崩解或溶出，故可选用磷酸盐等缓冲液调整pH值；⑥若软胶囊中的内容物为固体药物粉末时，常以植物油或者PEG400作为分散介质制备成混旋状态，同时为了保证药物在填充过程中分散均匀，剂量准确，常加入助悬剂。

（3）软胶囊剂大小的选择：软胶囊剂常用形状为圆形、卵形、椭圆形等多种形状。在保证填充药物到达治疗效果的前提下，软胶囊的容积尽可能减少，其目的为方便软胶囊成型。一般情况，可用基质吸附率来计算软胶囊的大小，即1g固体药物的混悬液所需液体基质的克数。而基质吸附率常常受到固体药物粉末的形态、大小、密度、含水量等因素影响。

2. 药物的填充与成型　在软胶囊生产过程中，药物的填充和成型常常同时进行。常用的制备方法分为压制法（模压法）和滴制法。

（1）压制法：压制法是将胶液制成厚薄均匀的胶片，再将药液置于两个胶片之间。用钢板模或旋转模压制软胶囊的一种方法。目前生产上主要采用旋转模压法。由相反方向向两侧送料轴传送过来的软胶片，相对地进入两个轮状模子的夹缝处。药液由储液槽经过导管流入楔形注射器，借填充泵的推动，定量地落入两胶片之间，由于旋转的轮状模子连续转动，将胶片与药液压两模的凹槽中，使胶片呈两个半球形将药液包裹，形成一个球形囊状物，剩余的胶片被切断分离。填充的药液量由填充泵准确控制。软胶囊的形状将有轮状模子的形状进行控制，模子的形状有圆柱形、球形、橄榄形、管形、栓形、鱼形等。软胶囊的装量以滴为单位，一滴约等于0.06ml。非球形软胶囊的类型分为标准型、细长型、粗短型。

（2）滴制法：滴制法是指通过滴制机制备软胶囊剂的方法，即利用明胶与油状药物为两相，由滴制机喷头使两相按不同速度喷出，一定量的明胶液将定量的油状液包裹后，滴入另一种不相混溶的液体冷却剂中，胶液接触冷却液后，因表面张力作用而使之形成球形，并逐渐凝固成软胶囊剂。在采用滴制法制备软胶囊时，应当注意影响其质量的因素，主要包括：明胶液的处方组成比例；胶液的黏度；药液、胶液及冷却液三者的密度；胶液、药液及冷却液的温度；软胶囊剂的干燥温度。在实际生产过程中，一般根据不同的品种，必须经过试验才能确定最佳工艺条件。

第四节　实　例

一、硬胶囊剂的制备

1. 双氯芬酸钠胶囊

处方为（100粒）：

双氯芬酸钠	5g
淀粉	25g
10%淀粉浆	适量

制备过程：

（1）颗粒的制备：将双氯芬酸钠研磨，过80目筛，与淀粉混匀，加10%淀粉浆制软材，过20目筛制湿颗粒，将湿颗粒于60~70℃烘干，干颗粒用20目筛整粒，即得。

（2）硬胶囊的填充：采用有机玻璃制成的胶囊板（1号胶囊）填充。板分上下两层，上层有数百孔洞。先将囊帽、囊身分开，囊身插入胶囊板孔洞中，调节上下层距离，使胶囊口与板面相平。将颗粒铺于板面，轻轻震动胶囊板，使颗粒填充均匀。填满每个胶囊后，将板面多余颗粒扫除，顶起囊身，套合囊帽，取出胶囊，即得。

2. 盐酸小檗碱胶囊剂制备

处方（100粒）：

盐酸小檗碱	10g
淀粉	10g
淀粉浆（10%）	适量
硬脂酸镁	0.15g

制备过程：取盐酸小檗碱粉碎，过80目筛，与淀粉混匀，加入淀粉浆适量，搅和制成软材，过80~100目筛制粒，于60~70℃干燥，整粒，加入硬脂酸镁，混合均匀，装入胶囊，即得。

二、软胶囊剂的制备

藿香正气软胶囊

处方（100粒）：

苍术19.5g　甘草浸膏2.44g　陈皮19.5g　紫苏叶油0.098ml　白芷29.3g
茯苓29.3g　大腹皮29.3g　生半夏19.5g　广藿香油0.195ml

制备过程：以上10味，苍术、陈皮、厚朴、白芷用乙醇提取两次，合并醇提取液，浓缩成清膏；茯苓、大腹皮加水煎煮两次，煎液滤过，滤液合并；生半夏用冷水浸泡，每8小时换水一次，泡至透心后，另加干姜1.65g，加水煎煮两次，煎液滤过，滤液合并；合并两次滤液，浓缩后醇沉，取上清液浓缩成清膏；甘草浸膏打碎后水煮化开、醇沉，取上清液浓缩制成清膏；将上述各清膏合并，加入广藿香油、紫苏叶油与适量辅料，混匀，制成软胶囊100粒，即得。

第十章 滴丸、膜剂的制备技术

第一节 滴丸概述

一、滴丸的含义

滴丸(dripping pills)系指原料药物与适宜的基质加热熔融混匀,滴入不相混溶、互不作用的冷凝介质中制成的球形或类球形制剂。

二、滴丸的特点

1. 设备简单、操作方便、利于劳动保护,工艺周期短、生产率高;
2. 工艺条件易于控制,质量稳定,剂量准确,受热时间短,易氧化及具挥发性的药物溶于基质后,可增加其稳定性;
3. 基质容纳液态药物的量大,故可使液态药物固形化;
4. 用固体分散技术制备的滴丸具有吸收迅速、生物利用度高的特点;
5. 发展了耳、眼科用药的新剂型,五官科制剂多为液态或半固态剂型,作用时间不持久,做成滴丸剂可起到延效作用。

第二节 滴丸制备技术

一、基质选择

1. 滴丸基质　滴丸除药物以外的赋形剂称为基质。滴丸的基质应具备以下几个条件:①与药物不发生化学反应,不影响药物的疗效和检测;②熔点较低,受热能熔化成液体,遇骤冷能凝固,室温下保持固体状态;③对人体无害。

滴丸的基质可分为水溶性基质和脂溶性基质两大类。水溶性基质常用的有聚乙二醇类(PEG)、硬脂酸钠、聚氧乙烯单硬脂酸酯(S-40)、聚醚(poloxamer)及甘油明胶等;脂溶性基质常用的有硬脂酸、单硬脂酸甘油酯、氢化植物油、蜂蜡、虫蜡等。

2. 冷凝介质　用于冷却滴出的液滴使之冷凝成固体丸剂的液体称为冷凝介质。冷凝介质应符合以下要求：①安全无害，不溶解药物和基质，也不与药物和基质发生化学反应；②密度与液滴密度相近，能使液滴在冷凝介质中缓慢运动，冷却凝固完全，丸形圆整。

水溶性基质的冷凝介质主要有液状石蜡、甲基硅油、植物油等；脂溶性基质的冷凝介质可用水、不同浓度的乙醇溶液、无机盐溶液等。

二、滴丸的制备

（一）滴制法工艺流程

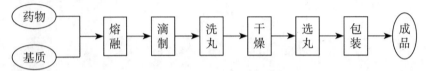

（二）制备方法

选择适宜的基质和冷凝介质，将药物溶解、混悬或乳化在熔融的基质中，保持恒定的温度，经过一定大小管径的滴头，匀速滴入冷凝介质中，使液滴冷凝、收缩、固化成丸，缓缓下沉于容器底部或浮于冷凝介质表面，取出，除尽冷凝介质，干燥即得。根据滴丸与冷凝液相对密度差异，可选用不同的滴制设备。

（三）制备要点

在制备过程中保证滴丸圆整成形、丸重差异合格的关键是：选择适宜基质和冷凝介质，确定合适的滴管内外口径，滴制过程中保持药液温度、压力恒定，保证足够的冷凝时间等。

（四）典型处方与分析

例　复方丹参滴丸

[处方]　丹参90g　三七17.6g　冰片1g　PEG 6000 20g

[制法]　以上3味，冰片研细；丹参、三七加水煎煮，煎液滤过、滤液浓缩，加入乙醇，静置使沉淀，取上清液，回收乙醇，浓缩成稠膏，备用。取PEG 6000适量，水浴加热使熔融，加入上述稠膏和冰片细粉，混匀，保温（70±2）℃，选用适宜口径的滴管，以每分钟60~80滴的滴速，滴入用冰浴冷却的液状石蜡中，成形后，将丸取出，用吸水纸吸去丸表面的液状石蜡，即得。

三、滴丸的质量评价

（一）外观

滴丸应圆整均匀，色泽一致，无粘连现象，表面无冷凝介质黏附。

（二）重量差异

检查法　取供试品20丸，精密称定总重量，求得平均丸重后，再分别精密称定每丸重量。每丸重量与平均丸重相比较，应符合药典规定，超出重量差异限度的不得多于2丸，并不得有1丸超出限度1倍。

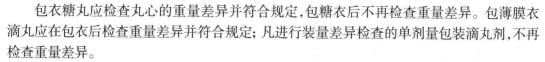

包衣糖丸应检查丸心的重量差异并符合规定,包糖衣后不再检查重量差异。包薄膜衣滴丸应在包衣后检查重量差异并符合规定;凡进行装量差异检查的单剂量包装滴丸剂,不再检查重量差异。

(三)溶散时限
除另有规定外,照《中国药典》崩解时限检查法检查,均应符合规定。

(四)微生物限度
照非无菌产品微生物限度检查(《中国药典》第四部通则1105),应符合规定。

第三节　膜 剂 概 述

一、定义与特点
1. 定义　膜剂(films)系指原料药物与适宜的成膜材料经加工制成的膜状制剂。可供口服或黏膜用。

膜剂是在20世纪60年代开始研究并应用的一种新型制剂,70年代国内对膜剂的研究应用已有较大发展,到80年代各种膜剂已普遍应用于临床。

2. 特点　①工艺简单,生产中没有粉末飞扬;②辅料较其他剂型用量小;③药物含量准确、稳定性好、吸收快;④体积小,质量轻,便于应用、携带及运输;⑤采用不同的成膜材料可制成不同释药速度的膜剂,既可制备速释膜剂又可制备缓释或控释膜剂。

膜剂最主要的缺点是载药量小,只适合于小剂量的药物。

3. 分类　膜剂可按结构特点或给药途径进行分类。按结构特点分为单层膜剂、多层膜剂(复合膜剂)和夹心膜剂(缓释或控释膜剂)等;按给药途径可分为内服膜剂、口腔用膜剂、眼用膜剂、皮肤及黏膜用膜剂等。

二、成膜材料

膜剂一般由药物、成膜材料和附加剂组成。

成膜材料的性能、质量不仅对膜剂的成形工艺有影响,而且对膜剂的质量及药效产生重要影响。理想的成膜材料应具有下列条件:①生理惰性,无毒、无刺激;②性能稳定,不降低主药药效,不干扰含量测定,无不适臭味;③成膜、脱膜性能好,成膜后有足够的强度和柔韧性;④用于口服、腔道、眼用膜剂的成膜材料应具有良好的水溶性,能逐渐降解、吸收或排泄;外用膜剂应能迅速、完全释放药物;⑤来源丰富、价格便宜。

常用的成膜材料有:

1. 天然的高分子化合物　天然的高分子材料有明胶、虫胶、阿拉伯胶、琼脂、淀粉、糊精等。此类成膜材料多数可降解或溶解,但成膜性能较差,故常与其他成膜材料合用。

2. 聚乙烯醇(polyvinyl alcohol, PVA)　是由聚醋酸乙烯酯经醇解而成的结晶性高分子材料。为白色或黄白色粉末状颗粒。根据其聚合度和醇解度不同,有不同的规格和性质。国内采用的PVA有05~88和17~88等规格,平均聚合度分别为500~600和1700~1800,分别以"05"和"17"表示。两者醇解度均为88%±2%,以"88"表示。两种成膜材料均能溶于水,

PVA05~88聚合度小,水溶性大,柔韧性差; PVA17~88聚合度大,水溶性小,柔韧性好。两者以适当比例(如1∶3)混合使用则能制得很好的膜剂。实践证明成膜材料中在成膜性能、膜的抗拉强度、柔韧性、吸湿性和水溶性等方面,均以PVA为最好。PVA对眼黏膜和皮肤无毒、无刺激,是一种安全的外用辅料。口服后在消化道中很少吸收,80%的PVA在48小时内随大便排出。PVA在体内不分解亦无生理活性。

3. 乙烯—醋酸乙烯共聚物(EVA) 是乙烯和醋酸乙烯在过氧化物或偶氮异丁腈引发下共聚而成的水不溶性高分子聚合物。为透明、无色粉末或颗粒。EVA的性能与其分子量及醋酸乙烯含量有很大关系。随分子量增加,共聚物的玻璃化温度和机械强度均增加。在分子量相同时,则醋酸乙烯比例越大,材料溶解性、柔韧性和透明度越大。EVA无毒,无臭,无刺激性,对人体组织有良好的相容性,不溶于水,能溶于二氯甲烷、氯仿等有机溶剂。本品成膜性能良好,膜柔软,强度大,常用于制备眼、阴道、子宫等控释膜剂。

另外,还有聚乙烯醇缩醛、甲基丙烯酸酯—甲基丙烯酸共聚物、羟丙基纤维素、羟丙甲纤维素、聚维酮等材料也可用于膜剂的制备。

三、膜剂的附加剂

膜剂的附加剂主要有:
1. 增塑剂 如甘油、山梨醇等。
2. 表面活性剂 如聚山梨酯80、十二烷基硫酸钠、豆磷脂等。
3. 填充剂 如$CaCO_3$、SiO_2、淀粉等。
4. 着色剂 如色素、TiO_2等。
5. 甜味剂 如蔗糖、甜菊苷等。

第四节 膜剂制备技术

一、匀浆制膜法

本法常用于以PVA为载体的膜剂。
1. 工艺流程

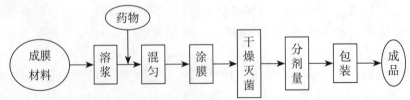

2. 制备方法 将成膜材料溶解于水,过滤,将主药加入,充分搅拌溶解。不溶于水的主药可以预先制成微晶或粉碎成细粉,用搅拌或研磨等方法均匀分散于浆液中,脱去气泡。小量制备时倾于平板玻璃上涂成宽厚一致的涂层,大量生产可用涂膜机涂膜。烘干后根据主药含量计算单剂量膜的面积,剪切成单剂量的小格,包装即得。

二、热塑制膜法

将药物细粉和成膜材料,如EVA颗粒相混合,用橡皮滚筒混炼,热压成膜;或将热融的成膜材料,如聚乳酸、聚乙醇酸等在热融状态下加入药物细粉,使溶入或均匀混合,在冷却过程中成膜。

三、复合制膜法

以不溶性的热塑性成膜材料(如EVA)为外膜,分别制成具有凹穴的底外膜带和上外膜带,另用水溶性的成膜材料(如PVA或海藻酸钠)用匀浆制膜法制成含药的内膜带,剪切后置于底外膜带的凹穴中。也可用易挥发性溶剂制成含药匀浆,以间隙定量注入的方法注入底外膜带的凹穴中。经吹风干燥后,盖上上外膜带,热封即成。这种方法一般用机械设备制作。此法一般用于缓释膜的制备,如眼用毛果芸香碱膜剂(缓释一周)在国外即用此法制成。与单用匀浆制膜法制得的毛果芸香碱眼用膜剂相比具有更好的控释作用。复合膜的简便制备方法是先将PVA制成空白覆盖膜后,将覆盖膜与药膜用50%乙醇粘贴,加压,(60±2)℃烘干即可。

四、典型处方与分析

例　毛果芸香碱膜剂

[处方]　硝酸毛果芸香碱15g　聚乙烯醇(PVA 05~88)28g　甘油2g　蒸馏水30ml

[制法]　称取PVA 05~88,加蒸馏水、甘油,溶胀后于90℃水浴上加热溶解,搅拌均匀,趁热用80目筛网滤过,滤液放冷后加入硝酸毛果芸香碱,搅拌使溶解,脱去气泡后涂膜,水平晾至半干后,于60℃烘干。经含量测定后划痕分格,每格内含硝酸(或盐酸)毛果芸香碱2.5mg。

五、膜剂的质量评价

膜剂可供口服或黏膜外用,在质量要求上,除要求主药含量合格外,应符合下列质量要求。

(一)外观

膜剂外观应完整光洁,厚度一致,色泽均匀,无明显气泡。多剂量的膜剂,分格压痕应均匀清晰,并能按压痕撕开。

(二)重量差异

按2015年版《中国药典》方法进行检查,应符合规定。

检查法　除另有规定外,取供试品20片精密称定总重量,求得平均重量,再分别精密称定各片重量。每片重量与平均重量相比较,应符合规定,超出重量差异限度的不得多于2片,并不得有1片超出限度的1倍。

凡进行含量均匀度检查的膜剂,一般不再进行重量差异检查。

(三)微生物限度

按照2015年版《中国药典》微生物限度检查法检查,应符合规定。

第十一章 栓剂制备技术

第一节 概 述

一、定义、特点及类型

1. 栓剂的定义 系指原料药物与适宜基质制成供腔道给药的固体制剂。栓剂在常温下为固体,纳入人体腔道后,在体温下能迅速软化熔融或溶解于分泌液中,逐渐释放药物而产生局部或全身作用。

近年来,中药栓剂的研究越来越活跃,产品越来越多,包括起全身作用的如复方苦参栓、颠茄栓、天南星栓等;用于直肠疾患方面的,如九华痔疮栓;以收敛止血为主的,如五倍子消痔栓;或以生肌止痛为主的,如紫草生榆栓等。

2. 栓剂的特点
（1）药物不受胃肠pH值或酶的破坏而失去活性。
（2）对胃黏膜有刺激性的药物可用直肠给药,可免受刺激。
（3）可避免肝脏首过作用的破坏。
（4）可起到润滑、抗菌、消炎、杀虫、收敛、止痛、止痒等局部作用。
（5）还可吸收入血发挥镇痛、镇静、兴奋、扩张支气管和血管等全身治疗作用。

3. 栓剂的分类
（1）按给药途径分类:肛门栓、阴道栓、尿道栓、口腔栓、鼻用栓、耳用栓等。
（2）按功效分类:清热解毒类,如小儿解热栓;清热燥湿类,如苦参栓;活血通淋类,如八正清淋栓;止咳平喘类,如小儿清肺栓;收敛止血类;九华痔疮栓。
（3）按制备工艺和释药特点:普通栓、中空栓、双层栓、泡腾栓、缓控释栓等。

二、常用基质类型及品种

1. 栓剂的组成 由药物、基质及添加剂组成的。
2. 基质的要求
栓剂基质应满足下列要求:

（1）室温时,具有适宜的硬度,体温下,易软化、融化、溶解。

（2）对黏膜无刺激性、无毒性、无过敏性,释药速度适宜。

（3）性质稳定,与主药混合后不起反应,不影响主药的含量。

（4）具有润湿、乳化的能力,水值较高。

（5）油脂性基质不易酸败,熔点与凝固点的间距不宜过大。

（6）易制备、脱模。

3. 基质的分类　油脂性基质和水溶性基质。

（1）油脂性基质

①可可豆脂(cocoa butter):熔程为31~34℃,加热至25℃时开始软化,在体温时能迅速融化。10~20℃时易粉碎成粉末,无刺激性,可塑性好。

②半合成或全合成脂肪酸甘油酯:为C_{12}~C_{18}游离脂肪酸,经部分氢化再与甘油酯化而得到的甘油三酯、二酯、一酯的混合酯。化学性质稳定,成形性能良好,具有适宜的熔点,不易酸败等特点。为目前取代天然油脂较理想的基质,国内已投产的有半合成椰子油酯、半合成山苍子油酯、半合成棕榈油酯等。

③氢化植物油:由植物油部分或全部氢化而得到的白色固体脂肪。如氢化棉籽油、氢化椰子油、氢化花生油等。性质稳定,无毒,无刺激性,不易酸败,但释药能力较差,加入适量表面活性剂可以改善。

（2）水溶性基质

①甘油明胶:系用水、明胶、甘油以适当比例加热融合,滤过,放冷,凝固而成。制品有弹性,在体温下能软化并缓慢地溶于分泌液中,故作用缓和而持久,多用作阴道栓剂基质。明胶是胶原水解产物,凡与蛋白质产生配伍变化的药物如鞣酸、重金属盐等均不能用甘油明胶作基质。

②聚乙二醇:为乙二醇的高分子聚合物的总称,具有不同的聚合度,分子量越大,熔点越高。分子量200、400、600者为透明无色液体,随分子量增加逐渐呈半固体到固体,4000以上为固体。遇体温不熔化,能缓缓溶解释放药物。不同分子量PEG按比例加热融合,可制成适宜硬度、熔点的栓剂基质,产生不同的释药速度。

4. 基质的选用原则

（1）根据临床治疗目的选用基质:用于局部作用的栓剂要求释药缓慢持久,可选用融化或溶解速度慢的基质,用于全身作用的栓剂要求释药迅速,可选用融化或溶解速度快的基质。一般而言,水溶性基质在腔道中液化时间较长,释药缓慢。

（2）根据药物的理化性质选用基质:药物在基质中的溶解情况直接影响药物的释放与吸收。一般而言,药物在基质中的溶解度大,不利于药物的释放。因此,要保证栓剂中药物的释放与吸收,应选择与药物溶解行为相反的基质。

总之,水溶性药物选择脂溶性基质,脂溶性药物选择水溶性基质。

三、质量要求

1. 外观

（1）药物与基质应混合均匀。

（2）外形光滑完整。

（3）应有适宜的硬度，塞入腔道后无刺激性，应能融化、软化或溶解，并与分泌液混合，逐步释放出药物。

（4）贮存期间能保持不变形，无发霉变质等。

2．重量差异　按照2015年版《中国药典》检测应符合规定。

3．融变时限　测定栓剂在体温（37±1）℃下熔化、软化或溶解的时间，除另有规定外，油脂性基质栓剂应在30分钟内全部融化、软化或触压时无硬芯；水溶性基质栓剂应在60分钟内全部溶解，如有1粒不符合规定，应另取3粒复试，应符合规定。

4．熔点范围的测定　应与体温接近（约37℃），熔点范围的测定是为筛选基质和了解药物对基质熔距的影响程度。

5．微生物限度　按照2015年版《中国药典》微生物限度检查法，应符合规定。

第二节　制备技术

一、置换价的概念及计算

置换价 f（displacement value，DV）：药物的重量与同体积基质重量的比值称为该药物对基质的置换价（式11-1）。

$$f = W/G-(M-W) \qquad\qquad （式11-1）$$

式中，G：纯基质平均重量，M：含药栓的平均重量，W：每个栓剂的平均含药重量，$M-W$：药栓中基质的重量。

同药物不同基质，同基质不同药物其置换价均不同。

置换价在栓剂生产中对保证投料的准确性有重要的意义。

【例题】

欲制备鞣酸栓100粒，每粒含鞣酸0.2g，用可可豆脂为基质，模孔重量为2.0g，鞣酸对基质的置换价1.6，则所需基质多少克？

解法一：

由题意可知，G=2.0g　W=0.2g　f=1.6

（1）先求含药栓的实际重量（M）

因为，$f=W/G-(M-W)$，所以可求出，M=2.075g。

（2）再求出100粒鞣酸栓所需基质的重量

（$M-W$）×100=（2.075-0.2）×100=187.5，即所需基质为187.5克。

解法二：

由公式：$f=W/G-(M-W)$　可得制备该药栓所需基质的重量（X）为：$X=(G-W/f)×n$

W：处方中药物的重量，n：制备栓剂个数。

由题意可得：G=2.0g　W=0.2g　f=1.6

$X=(G-W/f)×n=(2-0.2/1.6)×100=187.5g$，即所需基质为187.5克。

二、热熔法制备工艺流程

栓剂的制备方法：冷压法、热熔法、搓捏法，可根据基质与药物的性质来选用。其中，热熔法最为常用，水溶性基质和油脂性基质都可用此法来制备。

热熔法工艺过程：

熔融基质→加入药物→注模→冷却→刮削→取出→质量检查→成品

将计算量的基质锉末，用水浴或蒸气浴加热熔化，勿使温度过高，然后按药物性质以不同方法加入药物混合均匀，倾入冷却并涂有润滑剂模型中至稍微出模口为度。放冷，待完全凝固后，削去溢出部分，开模取出。小量生产热熔后用手工灌模的方法

三、药物加入方法

1. 油溶性药物　如樟脑、中药醇提物等可直接混入已熔化的油脂性基质中，使之溶解。

2. 水溶性药物　如水溶性稠浸膏、生物碱盐等，可以直接加入已熔化的水溶性基质中，或用少量水制成浓溶液，用适量羊毛脂吸收后与油脂性基质混合。

3. 难溶性药物　如中药细粉、某些浸膏粉、矿物药等，应制成最细粉，通过七号筛，再与基质混合。

4. 含挥发油的中药　量大时可考虑加入适宜的乳化剂与水溶性基质混合，制成乳剂型栓剂。

四、制备关键技术及应注意的问题

1. 熔融基质温度不宜过高，最好采用水浴或蒸汽浴以免局部过热。加热时间不宜太长，以减少基质物理性状的改变。

2. 注模时温度不应过高，以免不溶性药物或其他与基质相对密度不同的组分在模孔内沉降。注模时应迅速，并一次完成，以避免发生液流或液层凝固。

3. 冷却温度不宜过低或时间过长，以免栓剂发生严重收缩和碎裂。

第三节　实　　例

一、吲哚美辛栓剂

【处方】

吲哚美辛（100目）	1g
聚氧乙烯硬酸酯（S-40）	16g
共制成肛门栓	10粒

【操作】　称聚氧乙烯硬酸酯（S-40）置蒸发皿内，在60℃水浴上加热熔化，加入吲哚美辛

粉末,搅拌均匀,待稠度较大时倾入有润滑剂的栓模中,冷却至完全固化,削去溢出部分,脱模,质检,包装,即得。

【注释】（1）吲哚美辛易氧化变色,故混合时基质温度不宜过高。

（2）为了使药物与基质能充分混匀,药物与熔化的基质应等体积递增配研法混合。

（3）注模时如混合物温度太高会使稠度变小,所制栓剂易发生中空或顶端凹陷现象,故应在适当的温度下于混合物稠度较大时注模,并注至模口稍有溢出为止,且一次注完。

（4）注好的栓模应在适宜的温度下冷却一定时间。冷却的温度偏高或时间太短,常发生粘膜现象;冷却温度过低或时间过长,则又易产生栓剂破碎。

二、蛇黄栓

【处方】

蛇床子（6号筛）	1.0g
黄连（6号筛）	0.5g
硼酸	0.5g
葡萄糖	0.5g
甘油	适量
明胶	适量
共制成肛门栓	10粒

【操作】　取蛇床子、黄连、硼酸、葡萄糖加适量甘油研成糊状,另取适量甘油和明胶置水浴上加热,待熔化后,再将上述蛇床子等糊状物加入,不断搅拌均匀,倾入已涂有润滑剂的阴道栓膜内,共制成10粒,冷却,削去多余栓块,启模,取出,包装即得。

【注释】（1）甘油明胶由明胶、甘油和水三者按一定比例组成。制备时明胶需先用水浸泡使之溶胀变软,加热时才易溶解,否则无限溶胀时间延长,且含有一些未溶解的明胶小块或颗粒。

（2）甘油明胶多用作阴道栓剂基质,具有弹性,在体温时不熔融,而是缓缓溶于体液中释出药物,故作用持久。制备时须轻轻搅拌,以免胶液中产生不易消除的气泡,使成品含有气泡,影响质量。应注意基质中含水量过多栓剂太软,水量过少栓剂又太硬。

（3）健康妇女的阴道分泌液应维持在pH值3.8~4.2,而阴道滴虫适于在pH值5~6的环境中生长,栓剂中加入硼酸调pH值至正常范围,可防止原虫及致病菌生长,葡萄糖分解为乳酸以保持阴道的酸性,恢复阴道的生物特性和自洁作用。

（4）注模时如混合物温度太高会使稠度变小,所制栓剂易发生顶端凹陷现象,故应在适当温度下于混合物稠度较大时注模,并注至模口稍有溢出为度,且一次注完。

第十二章 软膏剂与乳膏剂制备技术

第一节 概　　述

一、含义、特点及类型

软膏剂是指药物与油脂性或水溶性基质均匀混合制成的半固体外用制剂。软膏剂按照分散系统分为溶液型和混悬型,溶液型软膏剂为药物溶解或共熔于基质或基质组分中制成的软膏剂;混悬型软膏剂为药物细粉均匀分散于基质中制成的软膏剂。乳膏剂是指原料药物溶解或分散于乳状液基质中形成的均匀半固体制剂,其中根据基质不同,将乳膏剂分为水包油型乳膏剂和油包水型乳膏剂。

二、质量要求

软膏剂与乳膏剂在生产与贮藏期间应符合下列有关规定。

1. 供制备用的固体药物,除能溶解或相互共熔于某一组分者外,应预先用适宜的方法制成细粉。

2. 成品应均匀、细腻、具有适当的黏稠性,易涂布于皮肤或黏膜上,并无刺激性。

3. 油脂性基质常用的有凡士林、石蜡、液状石蜡、硅油、蜂蜡、硬脂酸等;水溶性基质主要有聚乙二醇;乳剂型基质常用的有钠皂、三乙醇胺皂类、脂肪醇硫酸(酯)钠类(十二烷基硫酸钠)、聚山梨酯、羊毛脂、单甘油酯、脂肪醇类等。必要时要加入保湿剂、防腐剂、抗氧化剂或透皮促进剂。

4. 制剂应无酸败、变色、变硬、融化、油水分离等变质现象。

5. 除另有规定外,软膏剂与乳膏剂应遮光,密闭贮存并应进行粒度、最低装量等检查。

三、常用基质类型及品种

软膏剂与乳膏剂由药物、基质和附加剂组成。故此基质起着非常重要的作用,它不仅是软膏剂与乳膏剂的赋形剂,而且还直接影响着软膏剂与乳膏剂的质量及药物的释放和吸收。

理想的基质应该符合以下几点：①性质稳定，不与主药和附加剂发生配伍变化，长期贮存不变质；②无刺激性和过敏性，无生理活性，不妨碍皮肤的正常生理；③稠度适宜，润滑，易于涂布；④具有吸水性，能吸收伤口分泌物；⑤易洗除，不污染衣服；⑥具有良好的释药性能。目前还没有一种单一基质能满足这些要求，实际使用过程中，应根据药物和基质的性质及用药目的具体分析，合理选择。

（一）油脂性基质

油脂性基质包括烃类、动植物油脂、类脂及硅酮类物质。这类基质的特点是：①润滑、无刺激性，涂于皮肤上能形成封闭性油膜，促进皮肤水合作用，对皮肤有保护软化作用；②能与较多药物配伍，不易长菌；③可作水不稳定药物的基质，增加药物的稳定性；④油腻性大，不易洗除，吸水性差，与分泌物不易混合，药物释放性能差，可能影响药物疗效。

1. 烃类　烃类基质是石油蒸馏后得到的多种饱和烃的混合物。

（1）凡士林：液体和固体烃类组成的半固体混合物，熔距38~60℃，凝固点为48~51℃。有黄、白两种，后者经过漂白而得。凡士林可单独作软膏基质，也常与蜂蜡、石蜡、硬脂酸、植物油等混合制备黏稠性与涂展性适宜的基质。凡士林性质稳定，无刺激性，特别适用于作抗生素等不稳定药物的基质。

（2）石蜡与液状石蜡：石蜡为固体饱和烃混合物，熔距50~65℃，能溶于挥发油、矿物油与大多数脂肪油。液状石蜡为液体饱和烃混合物，能与多数脂肪油或挥发油混合。它们可用于调节凡士林的稠度。

2. 类脂类　类脂是高级脂肪酸与高级脂肪醇的混合物，物理性质与脂肪类似，但化学性质稳定。

（1）羊毛脂：是指羊毛上脂肪性物质的混合物，主要成分是胆固醇类的棕榈酸酯及游离的胆固醇类和其他脂肪醇。羊毛脂为淡黄色黏稠微有特臭的膏状物，熔距36~42℃，具有良好的吸水性，能与2倍量的水均匀混合，形成W/O型乳状型基质。羊毛脂常与凡士林合用（如1:9）增加凡士林的吸水性与药物的渗透性。它还可在乳状型基质中起辅助乳化剂的作用，增加软膏的稳定性。无水羊毛脂过于黏稠，难于单用，常用含水分为30%的羊毛脂，后者又称为含水羊毛脂。

（2）蜂蜡与鲸蜡：蜂蜡为黄色或白色块状物，主要成分是棕榈酸蜂蜡醇酯。鲸蜡为白色蜡状物，主要成分为棕榈酸鲸蜡醇酯。蜂蜡的熔距62~67℃，鲸蜡熔距42~50℃。它们都含有少量游离的高级脂肪醇，因而具有弱的表面活性作用，属W/O型乳化剂，常在O/W型乳状型基质中增加基质的稳定性与调节稠度。

3. 油脂类　是指从动、植物中得到的高级脂肪酸甘油酯及其混合物。从动物中得到的脂肪油，现在很少应用。植物油是不饱和脂肪酸甘油酯，在长期贮存过程中易氧化，需加入油溶性抗氧化剂。常用的植物油有麻油、花生油和棉籽油，常与熔点较高的蜡类熔合，制成适宜稠度的基质，如单软膏就是蜂蜡与植物油以33:67熔合而成。

4. 二甲硅油　简称硅油，是一系列不同分子量的聚二甲基硅氧烷的总称。本品为无色或淡黄色的透明油状液体，无臭，无味，黏度随分子量的增加而增大，化学性质稳定，疏水性强，能与羊毛脂、硬脂酸、鲸蜡醇、单硬脂酸甘油酯、聚山梨酯类和脂肪酸山梨坦类等混合。本品易涂布，有极好的润滑效果，对皮肤无刺激性和过敏性。本品对眼有刺激性，不宜用作眼膏基质。

（二）水溶性基质

水溶性基质无油腻性，能与水性物质或渗出液混合，易洗除，药物释放快。该类基质可用于湿润的或糜烂的创面，也常用于腔道黏膜或防油保护性软膏。

常用的水溶性基质是聚乙二醇类高分子化合物。根据分子量不同，有液体、半固体与固体状聚乙二醇，以适当比例混合，可制得适当稠度的基质。平均分子量在700以下是液体，PEG1000和PEG1500是半固体，平均分子量在2000~6000是固体。作为软膏基质，常用的配比有PEG400：PEG4000=6：4，PEG400：PEG4000=1：1等。该类基质的缺点是对皮肤的保护润滑作用差，久用可引起皮肤干燥，对炎症组织稍有刺激性，与山梨酯、季铵盐类及某些酚类药物有配伍变化。

（三）乳剂型基质

乳剂型基质分为O/W型和W/O型两类。其中W/O型乳膏基质与冷霜类护肤品相似，O/W型乳膏基质与雪花霜类护肤品类似，药物的释放与对皮肤的透过性较W/O型乳膏基质好。O/W型乳膏基质易蒸发失去水分使乳膏变硬，常需要加入甘油、丙二醇和山梨醇等保湿剂；O/W型乳膏基质的外相是水，在贮存过程中可能霉变，故需加入羟苯酯类、氯甲酚、三氯叔丁醇和氯己定等防腐剂。

1. 乳剂型基质的组成　乳剂型基质是油相与水相在乳化剂的作用下混合乳化，最后在室温下形成半固体的基质。

与乳状液型液体药剂相似，乳剂型基质也是由油相、水相和乳化剂三部分组成。油相主要是油脂性的固体和半固体物质，如硬脂酸、蜂蜡、石蜡、高级醇（十八醇）、凡士林及亲油性乳化剂等，有时为了调节稠度，可加入一定量的液体，如液状石蜡、植物油等以形成适宜的半固体状物。

水相主要是纯化水，或药物水溶液、保湿剂（5%~20%甘油、丙二醇、山梨醇等）、防腐剂（羟苯甲酯类、三氯叔丁醇、山梨酸等）以及亲水性乳化剂等。

2. 乳化剂的分类　常用乳化剂有：皂类、十二烷基硫酸钠、多元醇的脂肪酸酯、聚山梨酯类、脂肪醇、单甘油酯、聚氧乙烯醚类等。

3. 乳膏基质的特点　油腻性小或无油腻性，稠度适宜，易于涂布；能与水或油混合，易于清洗；有利于药物与皮肤的接触，并促进药物的经皮渗透，不妨碍皮肤分泌物的分泌与水分蒸发，对皮肤正常生理影响较小；不适合遇水不稳定的药物及分泌物较多的皮肤病。

第二节　制备技术

一、制备工艺流程

软膏剂与乳膏剂的制备方法有研合法、熔合法和乳化法三种，应根据药物与基质的性质、制备量和设备条件选择不同的方法。一般来说，溶液型或混悬型软膏剂多采用研合法和熔合法，乳膏剂则采用乳化法。

1. 研合法　将药物粉末与适量基质研磨成糊状，再按照等量递加法与剩余的基质进行混匀即得。该方法适用于对热不稳定且不溶于基质的药物。

2. 熔合法 先将高熔点的加热熔化,然后将其余的基质依照熔点的高低顺序依次加入,熔合成均匀的基质,经过灭菌、过滤、称量之后加入药物,其中需要不断搅拌,搅拌均匀后进行冷却直至得到膏状。

3. 乳化法 将油溶性物质加热至80℃左右使熔融;将水溶性成分溶于水,并加热到略高于油相温度;将水溶液慢慢加入油相中,在此过程中需要进行不断搅拌,直至冷凝得到膏状。

二、药物加入方法

1. 药物不溶于基质时,必须将其粉碎成能通过六号筛的粉末。若用研合法配制,可先取少量基质或基质中的液体成分,如液状石蜡、植物油、甘油等与药粉研成糊状,再递加剩余的基质混合。

2. 药物可溶于基质时,油溶性药物溶解于液体油中,再与油脂性基质混匀,制成油脂性基质软膏剂。水溶性药物溶解于少量水中,再与水溶性基质混匀,制成水溶性基质软膏剂。水溶性药物也可用少量水溶解后,用羊毛脂等吸水性强的油脂性基质吸收,然后再加入到油脂性基质中。此类软膏剂多为溶液型。

3. 处方中含有共熔成分时,如樟脑、薄荷脑等,可先研磨使其共熔后,再与基质混匀;单独使用时可用少量适宜溶剂溶解,再加入基质中混匀,或溶于约40℃的基质中。

4. 中药浸出物为液体(如煎剂、流浸膏等)时,可先浓缩至稠膏状后,再加入基质中,如为固体浸膏,则可加少量水或稀醇等研成糊状后,再与基质混匀。

5. 受热易破坏或挥发性药物,制备时若采用熔合法或乳化法时,应待基质冷却至40℃以下再加入,以减少破坏或损失。

三、制备关键技术及应注意的问题

软膏剂的制备方法根据基质类型、软膏剂种类主要有熔合法、研合法,乳膏剂制备采用乳化法。应用这三种制备方法时应注意以下几点:

1. 熔合法 该法适合用于含有固体油脂性基质或水溶性基质,或含固体药物量较多的软膏的制备。制备时先将熔点较高的基质如蜂蜡(62~67℃)、石蜡(48~58℃)、硬脂酸(55~60℃)等熔融,再加入熔点较低的基质,如有杂质趁热用纱布或筛网过滤。再加入液体成分和能在基质中溶解的药物。不溶性药物可筛入熔融或软化的基质中,也可先用液体成分研磨后加入。搅拌混合均匀,直至冷凝。挥发性药物应待基质温度降低后加入,以免挥发损失。

2. 研合法 该法适用于通过研磨基质能与药物均匀混合,或药物不宜受热的软膏的制备。制备时药物研细过筛后,先用少量基质研匀,然后递加其余基质至全量,研匀即得。油脂性基质中可溶性药物用水、甘油等适量溶剂溶解后,以羊毛脂吸收后加入;不熔性药物的量少于5%时,可用适量液状石蜡或植物油研磨后加入。小量制备可用软膏板或乳钵(大的玻璃或瓷板)制备,大量生产可用滚筒研磨机、电动研钵进行。

3. 乳化法 该法适合于乳膏剂的制备。将处方中的油脂性和油溶性成分一起加热至80℃左右成油溶液(油相),另将水溶性组分溶于水中并一起加热至80℃成水溶液(水相)。油相和水相混合时,一般将外相逐渐加入内相,如制备O/W型乳膏时,将水相加入油相中。开始混合时水相的量小于油相,先形成W/O型乳状液,随着水相的增多,乳状液黏度继续增加,水相的量达到W/O型的极限时,发生相转变,乳状液黏度降低,逐渐变成O/W型乳状液。转相法可使制得的乳膏细腻、均匀、稳定。制备W/O型乳膏,油水两相混合顺序则相反。水相和油相中均不溶的药物,先研成过100~200目筛的粉末,待基质形成后分散于其中。

第三节 实　　例

一、软膏剂与乳膏剂的制备

1. 油脂性基质的水杨酸软膏制备

【处方】

水杨酸	1g
液体石蜡	适量
凡士林	加至20g

【制备】 取水杨酸置于研钵中,加入适量液体石蜡研成糊状,分次加入凡士林混合研匀即得。

【注释】(1)处方中的凡士林基质可根据气温以液体石蜡调节稠度。

(2)水杨酸需先粉碎成细粉,配制过程中避免接触金属器皿。

2. O/W乳剂型基质的水杨酸乳膏剂制备

【处方】

水杨酸	1.0g
白凡士林	2.4g
十八醇	1.6g
单硬脂酸甘油酯	0.4g
十二烷基硫酸钠	0.2g
甘油	1.4g
羟苯乙酯	0.04g
蒸馏水	加至20g

【制备】 取白凡士林、十八醇和单硬脂酸甘油酯置于烧杯中,水浴加热至70~80℃使其熔化,将十二烷基硫酸钠、甘油、羟苯乙酯和计算量的蒸馏水置另一烧杯中加热至70~80℃使其溶解,在同温下将水相以细流加到油相中,边加边搅拌至冷凝,即得O/W乳剂型基质。取水杨酸置于软膏板上或研钵中,分次加入制得的O/W乳剂型基质研匀,制得20g。

【注释】(1)采用乳化法制备乳剂型基质时,油相和水相混合前应保持温度约80℃,然后将水相缓缓加到油相溶液中,边加边不断快速顺向搅拌,使制得的基质细腻。若不沿一个方向搅拌,往往难以制得合适的乳剂基质。

（2）水相温度可略高于油相温度。

（3）设计乳剂基质处方时,有时加入少量辅助乳化剂,可增加乳剂的稳定性,处方中单硬脂酸甘油酯即为辅助乳化剂。

（4）决定乳剂基质类型的主要是乳化剂的类型,但还应考虑处方中油、水两相的用量比例。例如,乳化剂是O/W型,但处方中水相的量比油相量少时,往往难以得到稳定的O/W型乳剂基质,会因转相生成W/O型乳剂基质,且极不稳定。

3. W/O乳剂型基质的水杨酸乳膏制备

【处方】

水杨酸	1.0g
单硬脂酸甘油酯	2.0g
石蜡	2.0g
白凡士林	1.0g
液体石蜡	10.0g
司盘40	0.1g
乳化剂OP	0.1g
羟苯乙酯	0.02g
蒸馏水	5.0ml

【制备】 取锉成细末的石蜡、单硬脂酸甘油酯、白凡士林、液体石蜡、司盘40、乳化剂OP和羟苯乙酯置于烧杯中,水浴上加热熔化并保持80℃,细流加入同温的水,边加边搅拌至冷凝,即得W/O乳剂型基质。用此基质同上制备水杨酸乳膏20g。

【注释】 乳化剂OP,商品名为0340乳化剂OP(烷基芳基聚乙二醇醚),是非离子型表面活性剂, HLB值15.0,为O/W型乳化剂,易溶于水,10g/L水溶液的pH值为5~7,遇酸、碱、重金属、盐类和硬水均较稳定,但遇大量铁、镁、铝、铜等离子时,表面活性下降。

4. 水溶性基质的水杨酸软膏制备

【处方】

水杨酸	1.0g
羧甲基纤维素钠	1.2g
甘油	2.0g
苯甲酸钠	0.1g
蒸馏水	16.8ml

【制备】 取羧甲基纤维素钠置于研钵中,加入甘油研匀,然后边研边加入溶有苯甲酸钠的水溶液,待溶胀后研匀,即得水溶性基质,在基质中加入水杨酸,研匀,即得。

【注释】 用CMC-Na等高分子物质制备溶液时,可先撒在水面上,放置数小时,切忌搅动,使慢慢吸水充分膨胀后,再加热即溶解。否则因搅动而成团,使水分子难以进入而导致很难溶解制得溶液。若先用甘油研磨而分散开后,再加水时则不结成团块,会很快溶解。

5. 盐酸黄连素软膏

【处方】

盐酸黄连素	0.5g
凡士林	适量

液体石蜡　　　　　　　　　　　适量

【制法】　取盐酸黄连素置乳钵中,加少量(约2ml)液体石蜡,研磨至均匀细腻糊状,再分次递加凡士林至全量,研匀即得。

6. 黄芩素乳膏

【处方】

黄芩素细粉(过六号筛)	4g
冰片	0.2g
硬脂酸	12g
单硬脂酸甘油酯	4g
蓖麻油	2g
甘油	10g
三乙醇胺	1.5ml
尼泊金乙酯	0.1g
蒸馏水	50ml制成100g

【制备】　(1)将硬脂酸、单硬脂酸甘油酯、蓖麻油、尼泊金乙酯共置干燥烧杯内,水浴加热至50~60℃使全熔。

(2)将甘油、黄芩素、蒸馏水置另一烧杯中,加热至50~60℃左右,边搅拌边加入三乙醇胺,使黄芩素全溶。

(3)将冰片加入(1)液中溶解后,立即将(1)逐渐加入(2)中,边加边搅拌,至室温,即得。

二、质量检查及质量评定方法

1. 乳膏剂基质类型鉴别

(1)如苏丹-Ⅲ油溶液1滴,置显微镜下观察,若连续相呈红色,则为W/O型乳剂。

(2)加亚甲蓝水溶液1滴,置显微镜下观察,若连续相呈蓝色,则为O/W型乳剂。

2. pH值测定　取乳膏适量,加水振摇,分取水溶液加酚酞或甲基红指示液,均不得变色。

3. 稳定性试验　将各基质均匀装入密闭容器中,编号后分别置烘箱(39±1)℃、室温(25±3)℃和冰箱(5±2)℃中一个月,检查其含量、稠度、失水、酸碱度、色泽、均匀性、霉变等现象。

4. 基质配伍试验　将5g基质与主药按常用浓度制成乳膏后,置密闭容器中,贮放一定时间,观察基质是否被破坏。

第十三章 药物制剂新技术

第一节　固体分散技术

一、含义与特点

固体分散技术是将难溶性药物高度分散在另一种固体载体中的新技术。难溶性药物通常是以分子、胶态、微晶或无定形状态分散在另一种水溶性、或难溶性、或肠溶性材料中呈固体分散体。

1961年Sekiguchi等最早提出固体分散体的概念,并以尿素为载体材料,用熔融法制备磺胺噻唑固体分散体,口服后吸收及排泄均比口服磺胺噻唑明显加快。1963年Levy等制得分子分散的固体分散体,溶出速率提高,更易吸收。

根据Noyes-Whitney方程,溶出速率随分散度的增加而提高。因此,以往多采用机械粉碎或微粉化等技术,使药物颗粒减小,比表面增加,以加速其溶出。固体分散体能够将药物高度分散,形成分子、胶体、微晶或无定形状态。

固体分散体主要有3种类型,即简单低共熔混合物、固态溶液和共沉淀物。

二、制备技术

药物固体分散体的常用制备方法有6种。采用何种固体分散技术,主要取决于药物的性质和载体材料的结构、性质、熔点及溶解性能等。

(一)熔融法

将药物与载体材料混匀,加热至熔融,在剧烈搅拌下迅速冷却成固体,或将熔融物倾倒在不锈钢板上成薄层,用冷空气或冰水使骤冷成固体。再将此固体在一定温度下放置变脆成易碎物,放置的温度及时间视不同的品种而定。本法简便、经济,适用于对热稳定的药物,多用熔点低、不溶于有机溶剂的载体材料,如PEG类、枸橼酸、糖类等。也可将熔融物滴入冷凝液中使之迅速收缩、凝固成丸,这样制成的固体分散体俗称滴丸。常用冷凝液有液状石蜡、植物油、甲基硅油以及水等。

（二）溶剂法

溶剂法亦称共沉淀法。将药物与载体材料共同溶解于有机溶剂中,蒸去有机溶剂后使药物与载体材料同时析出,即可得到药物与载体材料混合而成的共沉淀物,经干燥即得。常用的有机溶剂有氯仿、无水乙醇、95%乙醇、丙酮等。本法的优点为避免高热,适用于对热不稳定或挥发性药物。

（三）溶剂—熔融法

将药物先溶于适当溶剂中,将此溶液直接加入已熔融的载体材料中均匀混合后,按熔融法冷却处理。药物溶液在固体分散体中所占的量一般不超过10%（w/w）,否则难以形成脆而易碎的固体。本法可适用于液态药物,如鱼肝油、维生素A、D、E等,但只适用于剂量小于50mg的药物。

（四）溶剂—喷雾（冷冻）干燥法

将药物与载体材料共溶于溶剂中,然后喷雾或冷冻干燥,除尽溶剂即得。溶剂—喷雾干燥法可连续生产,溶剂常用$C_1 \sim C_4$的低级醇或其混合物。而溶剂冷冻干燥法适用于易分解或氧化、对热不稳定的药物,如酮洛芬、红霉素、双香豆素等。此法污染少,产品含水量可低于0.5%。常用的载体材料为PVP类、PEG类、环糊精、甘露醇、乳糖、水解明胶、纤维素类、聚丙烯酸树脂类等。

（五）研磨法

将药物与较大比例的载体材料混合后,强力持久地研磨一定时间,不需加溶剂而借助机械力降低药物的粒度,或使药物与载体材料以氢键相结合,形成固体分散体。研磨时间的长短因药物而异。常用的载体材料有微晶纤维素、乳糖、PVP类、PEG类等。

（六）双螺旋挤压法

本法将药物与载体材料置于双螺旋挤压机内,经混合、捏制而成固体分散体,无需有机溶剂,同时可用两种以上的载体材料,制备温度可低于药物熔点和载体材料的软化点,因此药物不易破坏,制得的固体分散体稳定。如硝苯地平与HPMCP制得黄色透明固体分散体,经X射线衍射与DSC检测显示硝苯地平以无定形存在于固体分散体中。

三、实例

葛根素—PEG6000固体分散体的制备

1. 目的　通过葛根素固体分散体的制备,进一步理解固体分散体制备的基本原理,掌握熔融法制备条件及影响因素。

2. 内容

【处方】

葛根素　1g　　　　　　　　PEG6000　110g

【制备方法】（1）称取PEG6000置蒸发皿中,在90℃水浴中熔融。

（2）加入过60目筛的葛根素粉末,搅拌10分钟使药物充分分散在载体中。

（3）迅速倾倒于预冷（4℃）的不锈钢板上,涂成薄层,在冰箱冷却40分钟,得白色固体。

（4）将白色固体置减压干燥箱中30℃干燥1小时,粉碎过60目筛,即得到葛根素-PEG6000固体分散体。

（5）采用DSC鉴定固体分散体，分别称取10mg上述产物、葛根素-PEG6000物理混合物、葛根素、PEG6000放入铝锅内，以扫描速度10℃/min，从20℃开始程序升温至250℃，绘制DSC曲线。

第二节　微　　囊

一、含义与特点

微囊是利用天然的或合成的高分子材料（囊材）作为囊膜壁壳，将固态药物或液态药物（囊心物）包裹而成药库型的微囊，其制备过程通称微型包囊术，简称微囊化。

药物微囊化后可：①掩盖药物的不良气味及口味；②提高药物的稳定性；③防止药物在胃内失活或减少对胃的刺激；④使液态药物固态化便于应用与贮存；⑤减少复方药物的配伍变化；⑥可制备缓释或控释制剂；⑦使药物浓集于靶区，提高疗效，降低毒副作用；⑧可将活细胞或生物活性物质包囊。

二、制备技术

微囊的制备方法可分为物理化学法、物理机械法和化学法三大类。

（一）物理化学法

本法在液相中进行，通过改变条件使溶解状态的囊材从溶液中凝聚析出，并将囊心物包裹形成微囊。由于这一过程药物与囊材形成新相析出，故本法又称相分离法。根据形成新相方法的不同，相分离法又分为单凝聚法、复凝聚法、溶剂—非溶剂法、改变温度法和液中干燥法。

单凝聚法系将药物分散于高分子囊材的水溶液中，以电解质或强亲水性非电解质为凝聚剂，使囊材凝聚包封于药物表面而形成微囊，再采用适宜的方法使凝聚囊固化，即得不可逆的微囊。

复凝聚法是利用两种具有相反电荷的高分子材料为囊材，将囊心物分散（混悬或乳化）在囊材的水溶液中，在一定条件下，相反电荷的高分子互相交联后，溶解度降低，自溶液中凝聚析出而成囊。本法操作方便，适合于难溶性药物的微囊化。常用的复合材料，主要有明胶与阿拉伯胶（或CMC、CAP等多糖）、海藻酸盐与聚赖氨酸、海藻酸盐与壳聚糖、海藻酸与白蛋白、白蛋白与阿拉伯胶等。

（二）物理机械法

本法是将固态或液态药物在气相中进行微囊化的方法，需要一定设备条件。该法又分为喷雾干燥法、空气悬浮法、喷雾凝结法、多孔离心法、锅包衣法、挤压法、静电结合法、粉末床法等，其中常用的方法是喷雾干燥法和空气悬浮法。

喷雾干燥法是先将囊心物分散在囊材的溶液中，再用喷雾法将此混合物喷入惰性热气流使液滴收缩成球形，进而干燥即得微囊。可用于固态或液态药物的微囊化，如囊心物不溶于囊材溶液，可得到微囊；如能溶解，则得微球。

空气悬浮法亦称流化床包衣法，囊心物通常为固体粉末，利用垂直强气流使囊心物悬浮

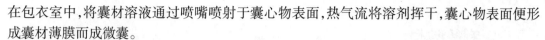

在包衣室中,将囊材溶液通过喷嘴喷射于囊心物表面,热气流将溶剂挥干,囊心物表面便形成囊材薄膜而成微囊。

(三)化学法

化学法系指利用溶液中的单体或高分子通过聚合反应或缩合反应产生囊膜而制成微囊的方法。

界面缩聚法亦称界面聚合法,是在分散相(水相)与连续相(有机相)的界面上发生单体的聚合反应。辐射交联法系将明胶在乳化状态下,经γ射线照射发生交联,再处理制得粉末状微囊。该工艺的特点是工艺简单,不在明胶中引入其他成分。

三、实例

鱼肝油微囊的制备

1. 目的 通过鱼肝油微囊的制备,进一步理解复凝聚法制备微囊的基本原理,掌握成囊条件及影响因素。

2. 内容

【处方】

鱼肝油	4ml	4%明胶溶液	100ml
4%阿拉伯胶溶液	100ml	37%甲醛溶液	8ml
10%醋酸溶液	适量	20%氢氧化钠溶液	适量

【制备方法】(1)胶液的配制:于60℃水浴上先配制4%阿拉伯胶溶液,用棉花滤过,备用。使用相同方法配制4%明胶溶液。

(2)乳浊液的制备:向阿拉伯胶溶液中加入鱼肝油4ml,采用组织搅拌机高速搅拌1分钟,即得鱼肝油乳浊液,备用。或采用干胶法,以阿拉伯胶为乳化剂制成鱼肝油乳剂。

(3)凝聚成囊:向鱼肝油乳浊液中加入明胶溶液,在37℃下搅拌10分钟,加入10%醋酸溶液,调节pH值4.1~4.3,随时在显微镜下观察成囊情况,直至成囊为止,加入酸化蒸馏水(pH值4.5)至200ml使成囊更好。

(4)固化:将上述微囊混悬液缓缓降温至25℃,再在水浴中降温至10℃以下,加入甲醛溶液和NaOH溶液(pH值7.0~8.0),继续搅拌1小时,减压过滤洗净甲醛即得微囊。

(5)产品干燥:低温干燥后贮存即得鱼肝油微囊。

第三节 包 合 技 术

一、含义与特点

包合技术在药剂学中的应用很广泛。包合技术系指一种分子被包藏于另一种分子的空穴结构内,形成包合物(inclusion compound)的技术。这种包合物是由主分子(host molecules)和客分子(guest molecules)两种组分组成,主分子即是包合材料,具有较大的空穴结构,足以将客分子(药物)容纳在内,形成分子囊(molecular capsules)。

二、制备技术

（一）饱和水溶液法

将环糊精配成饱和水溶液,加入药物(难溶性药物可用少量丙酮或异丙醇等有机溶剂溶解)混合30分钟以上,使药物与CYD形成包合物后析出,且可定量地将包合物分离出来。在水中溶解度大的药物,其包合物仍可部分溶解于溶液中,此时可加入某些有机溶剂,以促使包合物析出。将析出的包合物过滤,根据药物的性质,选用适当的溶剂洗净、干燥即得。此法亦可称为重结晶法或共沉淀法。

（二）研磨法

取β-CYD加入2~5倍量的水混合,研匀,加入药物(难溶性药物应先溶于有机溶剂中),充分研磨成糊状物,低温干燥后,再用适宜的有机溶剂洗净,干燥即得。

（三）冷冻干燥法

此法适用于制成包合物后易溶于水,且在干燥过程中易分解、变色的药物。所得成品疏松,溶解度好,可制成注射用粉末。

（四）喷雾干燥法

此法适用于难溶性、疏水性药物,如用喷雾干燥法制得的地西泮与β环糊精包合物,增加了地西泮的溶解度,提高了其生物利用度。

此外,还有超声法等。上述几种方法适用的条件不一样,包合率与溶解度等也不相同。如苯佐卡因—β-CYD包合物采用研磨法与饱和水溶液法制备,并对其包封率进行比较,结果表明饱和水溶液法优于研磨法。

三、实例

薄荷油环糊精包合物的制备

1. 目的　通过薄荷油环糊精包合物的制备,进一步理解环糊精包合的基本原理,掌握包合物制备的条件及影响因素。

2. 内容

【处方】

薄荷油	0.5ml	β-环糊精	5g
乙醚	适量	纯化水	适量

【制备方法】(1)将β-环糊精溶于适量水中,采用电热磁力搅拌器,在60℃下配制成饱和溶液。

(2)将薄荷油缓慢滴加至环糊精饱和溶液中,维持相应预设温度继续搅拌1小时。

(3)将溶液在搅拌条件下,自然冷却至室温后,置于4℃冰箱中冷藏,析出环糊精。

(4)减压过滤,分别用少量蒸馏水和适量乙醚洗涤,滤渣30℃真空干燥,即得包合物。

(5)将包合物进行DSC、UV等相关验证试验,并采用2015年版《中国药典》通则2204挥发油测定法,测定其包合率和收率。

第十四章 制剂稳定性评价

第一节 概 述

一、制剂稳定性研究目的、意义

安全、有效、稳定是对药物制剂的基本要求。药物制剂的稳定性系指药物在生产、流通、使用及投药的过程中,制剂保持物理、化学、生物和疗效等质量稳定的性能。若药物分解变质,不仅使药效降低,而且有些变质的物质甚至可产生毒副作用,故药物制剂稳定性对保证制剂安全有效是非常重要的。另外,药物制剂的生产已基本实现机械化规模生产,若产品不稳定变质,则在经济上可造成巨大损失。因此,药物制剂的稳定性研究,对于保证产品质量以及安全疗效具备重要意义。一个制剂产品原料合成、剂型设计、制剂生产过程中,稳定性研究是其中基本内容。我国已经规定,新药申请必须呈报有关稳定性资料。

药物稳定性研究的任务是探讨各种因素对药物制剂稳定性的影响规律,在此基础上探寻药物制剂稳定化的措施,深入研究药物制剂稳定性的试验方法,制定产品有效期,保证药品质量,为新产品提供稳定性依据。我国CFDA颁布的《药品注册管理办法》中规定,稳定性研究资料是新药申请必须呈报的内容,以考核剂型、处方设计、质量管理的合理性。

二、制剂稳定性变化类型、稳定性影响因素

药物降解类型主要包括水解和氧化。水解一般为酯类的水解和酰胺类的水解;氧化一般为酚类和烯醇类。此外还有其他如异构化、聚合、脱羧等反应,在某些药物中也有发生。有时一种药物还可能同时产生两种或两种以上的反应。

(一)处方因素对药物制剂稳定性的影响

制备任何一种制剂,首先要进行处方设计,因处方的组成对制剂稳定性影响很大。pH值、广义的酸碱催化、溶剂、离子强度、表面活性剂、处方中基质或赋形剂等因素,均可影响易于水解的药物的稳定性。

(二)外界因素对药物制剂稳定性的影响

对于制定产品的生产工艺条件和包装设计有十分重要影响的因素还包括温度、光线、空

气(氧)、金属离子、湿度和水分、包装材料等,上述均属于外界影响因素。通常,温度对各种降解途径(如水解、氧化)均有较大的影响,而光线、空气(氧)、金属离子对易氧化药物影响较大,对固体药物的稳定性影响较大的因素是湿度、水分。而各种产品都必须考虑包装材料的影响。

(三)药物制剂稳定化的其他方法

1. 改进药物制剂或生产工艺　凡是在液体溶解状态下不稳定的药物均可考虑将其制成固体制剂,还可以考虑将药物制成微囊、环糊精包合物等等,以隔绝周围环境,提高稳定性。此外还可以在制剂工艺过程中采用粉末直接压片或包衣工艺等提高药物稳定性。

2. 制成难溶性盐　一般药物混悬液降解只决定于其在溶液中的浓度,而不是产品中的总浓度。所以将容易水解的药物制成难溶性盐或难溶性酯类衍生物,可增加其稳定性。水溶性越低,稳定性越好。

第二节　制剂稳定性试验方法

稳定性试验的目的是考察原料药或药物制剂在温度、湿度、光线的影响下随时间变化的规律,为药品的生产、包装、贮存、运输条件提供科学依据,同时通过试验建立药品的有效期。

稳定性试验的基本要求是:

(1)稳定性试验包括影响因素试验、加速试验与长期试验。原料药影响因素试验用一批原料药进行,加速试验与长期试验适用于原料药与药物制剂,要求用三批供试品进行。

(2)原料药供试品应是一定规模生产的,其合成工艺路线、方法、步骤应与大生产一致;药物制剂的供试品应放大试验的规模,如片剂10 000片(或10 000粒胶囊),其处方与生产工艺应与大生产一致;

(3)供试品的质量标准应与各项基础研究及临床验证所使用的供试品质量标准一致。

(4)加速试验与长期试验所用供试品的容器和包装材料及包装应与上市产品一致。

(5)研究药物稳定性,要采用专属性强、准确、精密、灵敏的药物分析方法与降解产物检查方法,并对方法进行验证,以保证药物稳定性结果的可靠性。在稳定性试验中,应重视降解产物的检查。

一、影响因素试验

又称为强化试验(stress testing),是在比加速试验更激烈的条件下进行。原料药要求进行此项试验,其目的是探讨药物的固有稳定性、了解影响其稳定性的因素及可能的降解途径与降解产物,为制剂生产工艺、包装、贮存条件提供科学依据。供试品可以用一批原料药进行,将供试品置适宜的开口容器中(如称量瓶或培养皿),摊成≤5mm厚的薄层,疏松原料药摊成≤10mm厚的薄层,进行以下试验。

1. 高温试验　供试品开口置适宜和洁净容器,60℃温度下放置10天,于第五、十天取样,按稳定性重点考察项目进行检测,若供试品含量低于规定限度时,在40℃条件下同法进行试验。若60℃无明显变化,不再进行40℃试验。

2. 高湿度试验　供试品开口置恒湿密闭容器中,在25℃于相对湿度90%±5%条件下放置10天,于第五、十天取样,按稳定性重点考察项目要求检测,同时准确称量试验前后供试品的重量,以考察供试品的吸湿潮解性能。若吸湿增重5%以上,则在相对湿度75%±5%条件下,同法进行试验。若吸湿增重5%以下,其他考察项目符合要求,则不再进行此项试验。

3. 强光照射试验　供试品开口放置在光橱或其他适宜的光照仪器内,于照度为(4500±500)lx的条件下放置10天,于第五、十天取样,按稳定性重点考察项目进行检测。

在筛选药物制剂的处方与工艺的设计过程中,首先应查阅原料药稳定性的有关资料,了解温度、湿度、光线对原料药稳定性的影响,根据药物的性质针对性地进行必要的影响因素试验。

二、加速试验

加速试验(accelerated testing)是在超常的条件下进行。其目的是通过加速药物的化学或物理变化,预测药物的稳定性,为新药申报临床研究与申报生产提供必要的资料。原料药物与药物制剂均需进行此项试验,供试品要求三批,按市售包装,在温度(40±2)℃,相对湿度75%±5%的条件下放置六个月。所用设备应能控制温度±2℃,相对湿度±5%,并能对真实温度与湿度进行监测。

三、长期试验

长期试验(long-term testing)是在接近药品的实际贮存条件下进行,其目的是为制定药物的有效期提供依据。原料药与药物制剂均需进行长期试验,供试品三批,市售包装,在温度(25±2)℃,相对湿度60%±10%的条件下放置12个月。每3个月取样一次,分别于0、3、6、9、12个月,按稳定性重点考察项目进行检测。6个月的数据可用于新药申报临床研究,12个月的数据可用于申报生产,12个月以后,仍需继续考察,分别于18、24、36个月取样进行检测。将结果与0月比较以确定药品的有效期。若未取得足够数据(如只有18个月),则应进行统计分析,以确定药品的有效期。

第三节　实　例

一、青霉素G钾水溶液的稳定性加速试验

1. 试验方法

(1) 称取青霉素G钾70~80mg,于100ml干燥容量瓶中,用pH值为4的缓冲液(枸橼酸—磷酸氢二钠缓冲液)溶解并定容至100ml,将此容量瓶置于恒温水浴中,立即用5ml移液管吸出溶液2份,每份5ml,分别置于两个碘量瓶中,并同时记录时间。以后每隔一定时间取样一次,方法同上。共做4个恒温段,实验温度及取样间隔时间见表14-1。

表14-1　实验温度及取样间隔时间

实验温度（℃）	30	35	40	45
间隔时间（min）	90	60	30	15

（2）每次取样后立即按下法进行含量测定：向盛有5ml检液的一个碘量瓶中（为检品），加入1mol/L NaOH 5ml，放置15分钟后加1mol/L HCl 5ml，醋酸缓冲液10ml，摇匀，精密加入0.01mol/L碘液10.0ml，在暗处放置15分钟，立即用0.01mol/L Na$_2$S$_2$O$_3$回滴，以淀粉试液为指示剂，至蓝色消失，消耗Na$_2$S$_2$O$_3$的毫升数为b。

向盛有5ml检液的另一个碘量瓶中（为空白），加醋酸缓冲液10ml，精密加入0.01mol/L碘液10.0ml，放置一分钟，用0.01mol/L Na$_2$S$_2$O$_3$回滴，消耗Na$_2$S$_2$O$_3$的毫升数为a。a–b即为测定的实际消耗碘液的毫升数，将结果填于表14-2。

表14-2　同一温度不同取样时间的测定结果

温度 ＼ 测定结果	时间				
a					
b					
$a–b$					
$\log(a–b)$					

2. 实验数据处理

（1）作图法求室温时的$t_{0.9}$和$t_{1/2}$：将同一温度不同时间测定的数据记录于表14-2中。根据一级反应速度方程式（14-1），用$\log(a-b)$对时间t作图得一直线，直线上任取两点，用式14-2求出该直线的斜率m：

$$\log C = \log C_0 - \frac{k}{2.303} t \qquad （式14-1）$$

$$m = \frac{\log(a_2-b_2) - \log(a_1-b_1)}{t_2-t_1} \qquad （式14-2）$$

根据式14-1可求得该温度下的反应速度常数：

$$k = -2.303 \times m \qquad （式14-3）$$

将如此求得的四个温度的k值与其绝对温度列于表14-3。

表14-3　不同温度下的k值

T	303	308	313	318
$1/T \times 10^3$				
k（/min）				
$\log k$				

　　用log$k$对$1/T \times 10^3$作图，得一直线。用外推法可求出室温时的反应速度常数k、用式14-4、式14-5求出室温时的$t_{1/2}$和$t_{0.9}$。

$$t_{1/2} = \frac{0.693}{k} \qquad \text{（式14-4）}$$

$$t_{0.9} = \frac{0.1054}{k} \qquad \text{（式14-5）}$$

　　（2）用回归方法求室温时的$t_{0.9}$和$t_{1/2}$：设某一温度下取样时间$t_i = X_i$，检品实际消耗碘液量的对数$\log(a-b)i = Y_i$，以X_i对Y_i进行直线回归，得到回归方程$Y_i = a' + b'X_i$，其中直线截距a'、斜率b'的求解见式14-6、式14-7。将计算结果填入表14-4中。

$$a' = \frac{\sum X_i^2 \sum Y_i - \sum X_i \sum X_i Y_i}{n\sum X_i^2 - (\sum X_i)^2} \qquad \text{（式14-6）}$$

$$b' = \frac{n\sum X_i Y_i - \sum X_i \sum Y_i}{n\sum X_i^2 - (\sum X_i)^2} \qquad \text{（式14-7）}$$

表14-4　同温度不同取样时间测定数据计算结果

温度	N	X_i	Y_i	X^2	XY
	1				
	2				
	3				
	4				
	5				
$\sum$					
$\sum^2$				—	—	—

　　依据表14-4中数据及公式14-7、式14-1分别求直线斜率b'出和各温度的k值、并填入14-5。设$X_i = 1/T \times 10^3$，$Y_i = \log k$，将表14-5中的数据处理后填入表14-6中。

表14-5　不同温度下的k值

T	303	308	313	318
$1/T \times 10^3$				
$k(/\text{min})$				
$\log k$				

表14-6　回归处理数据

N	X_i	Y_i	X^2	XY
1				
2				

续表

N	X_i	Y_i	X^2	XY
3				
4				
Σ				
Σ^2			—	—	—

依据14-6中的数据及式14-6、14-7,可求出斜率b'与截距a'。根据Arrhenius公式(14-8),可求得E和A,将E与A代入式14-8便可求出室温(25℃)时的k,然后将此k代入式14-4、14-5即可求得室温时的$t_{1/2}$和$t_{0.9}$。

$$\log k = \log A - \frac{E}{2.303R} \cdot \frac{1}{T} \qquad (式14-8)$$

【实验评注】(1)实验原理:青霉素G钾盐在水溶液中迅速破坏,残余未破坏的青霉素G钾盐可用碘量法测定。即青霉素G钾盐的水溶液先经碱处理,生成青霉素噻唑酸盐,再经酸处理,生成青霉噻唑酸。后者可被碘定量氧化,过量的碘则用硫代硫酸钠溶液回滴。

随着青霉素G钾盐溶液放置时间的增长,残余未破坏的青霉素G钾盐越来越少,碘液消耗量也相应减少。根据碘液消耗量(毫升数)的对数对时间作图,如为一直线,即表明青霉素G钾盐溶液的破坏为一级反应,因为这个反应与pH值有关,故实际上是一个伪一级反应。

(2)采用温度加速实验研究制剂的稳定性,可在较短时间内预测出制剂在室温下的有效期。本实验采用作图与回归两种方法求算青霉素G钾水溶液的有效期和半衰期。

二、维生素C注射液稳定性加速试验

1. 加速试验方法

(1)精密量取VC注射液2ml,加新鲜煮沸过的蒸馏水85ml,丙酮2ml,摇匀,放置5分钟,加稀醋酸4ml、淀粉指示液1ml,用0.1mol/L碘液滴定,至溶液呈蓝色并持续30秒钟不褪。记下消耗碘液的毫升数(每毫升碘液相当于8.806mgVc)。

(2)将同一批号的VC注射液样品分别置4个不同温度的恒温水浴中。温度和取样时间见表14-7。每个温度的间隔取样次数均为5次。样品取出后立即冷却或置冰箱保存,然后按(1)法进行含量测定。

2. 实验数据处理

(1)对在每个温度各加热时间内取出的样品与未经加热试验的原样品分别测定VC含量,记录消耗碘液的毫升数。以未经加热的样品所消耗碘液的毫升数(即初始浓度)为100%相对浓度,各加热时间内的样品所消耗碘液的毫升数与其相比求得各自的相对浓度百分数($C\%$)。实验数据记录于表14-7中。

表14-7　VC注射液加速试验数据

温度（℃）	取样时间（h）	消耗碘液（ml）	相对浓度C（%）	对数浓度logC	回归结果
60	0				
	24				
	48				
	72				
	96				
	120				
70	0				
	24				
	48				
	72				
	96				
	120				
80	0				
	24				
	48				
	72				
	96				
	120				
90	0				
	24				
	48				
	72				
	96				
	120				

（2）求各试验温度下VC氧化降解的速度常数k

①回归法：将各温度各加热时间（x）与其所对应的样品相对浓度百分数（y）回归，得截距、斜率（b）、相关系数（r），由式（14-9）即可求出各温度的k值：

$$k = -2.303b \qquad\qquad\qquad （式14\text{-}9）$$

②图解法：以各温度各加热时间（x）为横坐标，其所对应的样品相对浓度百分数（y）为纵坐标，作图得一条直线，由斜率b值即可求出各温度的k值。

（3）求VC氧化降解反应的活化能（E）和频率因子（A）：以$1/T \times 10^3$为横坐标，$\log k$为纵坐标，作$\log k$—$1/T$图，求出截距、斜率（b）、相关系数（r）。频率因子A即为直线截距的反对数。VC氧化降解反应的活化能（E）为：

$$E=-2.303bR \qquad\qquad （式14-10）$$

（4）求室温（25℃）时的VC氧化降解速度常数k：由公式14-8，代入E、A、R即可求出$k=25℃$，亦可从图$\log k$—$1/T$中的直线外延至室温求得。

（5）求室温时的$t_{0.9}$：将$k=25℃$代入公式14-5，即可求得室温25℃时分解10%需要的时间。

【实验评注】（1）碘量法测定VC含量多在酸性溶液中进行，因在酸性介质中VC受空气中氧的氧化作用减弱，较为稳定。但供试品中加入稀醋酸后仍需立即冷却并测定，否则应置冰箱保存。

（2）由于VC注射液中加入有亚硫酸氢钠等抗氧化剂，其还原性比VC分子中烯二醇基更强，需消耗碘，因此应在滴定前加入丙酮，使之与亚硫酸氢钠反应生成加成物掩蔽起来，以消除对滴定的干扰。

（3）测定VC含量时，所用碘液的浓度应前后一致，因各次测定所用为同一碘液，碘液浓度可不必精密标定，VC注射液的含量亦可不必计算，只比较各次消耗的碘液毫升数即可。

第三部分
制剂制备技术实验教程

实验基本要求

　　制剂制备技术基础是一门综合性应用技术学科,具有工艺学性质。在整个教学过程中,实验课占总学时数的二分之一以上。实验教学以突出制剂学理论知识的应用与实际动手能力的培养,强调实用性、应用性为原则,把掌握基本操作、基本技能放在首位,通过实验应使学生掌握药物配制的基本操作,学会使用常见的衡器、量器及制剂设备,能制备常用的药物制剂,通过实验使学生具有一定的分析问题、解决问题和独力工作的能力。

　　制剂制备技术实验内容选编了具有代表性的常用剂型的制备及质量评定、质量检查方法,介绍了制剂学实验中常用仪器和设备的应用。实验内容可根据实际情况加以适当调整增删。

　　实验时要求学生做到以下各项:

　　1.实验前充分做好预习,明确本次实验的目的和操作要点。

　　2.进入实验室必须穿好实验服,准备好实验仪器药品,并保持实验室的整洁,以利实验进行。

　　3.严格遵守操作规程,特别是称取或量取药品,在拿取、称量、放回时应进行三次认真核对,以免发生差错。称量任何药品,在操作完毕后应立即盖好瓶塞,放回原处,凡已取出的药品不能任意倒回原瓶。

　　4.要以严肃认真的科学态度进行操作,如实验失败时,先要找出失败的原因,考虑如何改正,再征询指导老师意见,是否可以重做。

　　5.实验中要认真观察,联系所学理论,对实验中出现的问题进行分析讨论,如实记录实验结果,写好实验报告。

　　6.严格遵守实验室的规章制度,包括: 报损制度、赔偿制度、清洁卫生制度、安全操作规则以及课堂纪律等。

　　7.要重视制品质量,实验成品须按规定检查合格后,再由指导老师回收。

　　8.注意节约,爱护公物,尽力避免破损。实验室的药品、器材、用具以及实验成品,一律不准擅自携出实验室外。

　　9.实验结束后　须将所用器材洗涤清洁,妥善安放保存。值日生负责实验室的清洁、卫生、安全检查工作,将水、电、门、窗关好,经指导老师允许后,方得离开实验室。

实 验 内 容

一、液体制剂的制备

实验1 液体石蜡乳的制备

（一）实验目的

1. 掌握乳剂的一般制备方法。

2. 掌握乳剂类型的鉴别方法。

（二）实验指导

乳浊液型液体药剂也称乳剂，系指两种互不相溶的液体混合，其中一种液体以液滴状态分散于另一种液体中形成的非均相分散体系。形成液滴的一相称为内相、不连续相或分散相；而包在液滴外面的一相则称为外相、连续相或分散介质。分散相的直径一般在0.1~10μm之间。乳剂属热力学不稳定体系，须加入乳化剂使其稳定。乳剂可供内服、外用，经灭菌或无菌操作法制备的乳剂，也可供注射用。

乳剂因内、外相不同，分为O/W型和W/O型等类型，可用稀释法和染色镜检等方法进行鉴别。

通常小量制备时，可在乳钵中研磨制得或在瓶中振摇制得，如以阿拉伯胶作乳化剂，常采用干胶法和湿胶法。工厂大量生产多采用乳匀机、高速搅拌器、胶体磨制备。

（三）实验内容

【实验材料与设备】

实验材料：液体石蜡、阿拉伯胶、蒸馏水

设备与仪器：托盘天平、砝码、量筒、烧杯、玻璃棒、滤纸、研钵

【处方】

液体石蜡 6ml 阿拉伯胶 2g 纯化水 适量 制成50ml

【制法】

（1）取液体石蜡和阿拉伯胶置于干燥研钵中，研匀。

（2）加纯化水4ml，迅速用力研磨，至发出噼啪声，即成初乳。

（3）最后加入剩余的纯化水，研匀，即得。

【作用与用途】 轻泻剂。用于治疗便秘，特别适用于高血压、动脉瘤、疝气、痔疮及手术后便秘的病人，可以减轻排便的痛苦。

【用法】 内服。

【质量要求】 所制得的乳剂应为乳白色，镜检油滴应细小均匀。

【鉴别】 稀释法 取试管1支，加入液状石蜡乳1滴，再加入蒸馏水约5ml，振摇、翻转数次，观察混合情况，并判断乳剂所属类型（能与水均匀混合者为O/W型乳剂，反之则为W/O型乳剂）。

（四）注意事项

1. 本品因以阿拉伯胶为乳化剂，故为O/W型乳剂。

2. 干胶法简称干法, 适用于乳化剂为细粉者; 湿胶法简称湿法, 所用的乳化剂可以不是细粉, 凡预先能制成胶浆 (胶: 水为1∶2) 者即可。

3. 制备初乳时, 干法应选用干燥乳钵, 量油的量器不得沾水, 量水的量器也不得沾油。油相与胶粉 (乳化剂) 充分研匀后, 按液状石蜡: 胶: 水为3∶1∶2比例一次加水, 迅速沿同一方向研磨, 直至稠厚的乳白色初乳形成为止, 其间不能改变研磨方向, 也不宜间断研磨。

4. 湿法所用胶浆 (胶: 水为1∶2) 应提前制出, 备用。

5. 制备O/W型乳剂必须在初乳制成后, 方可加水稀释。

6. 乳钵应选用内壁较为粗糙的瓷乳钵。

7. 可加矫味剂及防腐剂。

实验2　复方硫磺洗剂的制备

(一) 实验目的

1. 掌握混悬液型液体药剂的一般制备方法。

2. 熟悉混悬剂的质量评定方法。

(二) 实验指导

混悬液型液体药剂系指难溶性固体药物以微粒状态分散于液体分散介质中形成的非均相液体药剂。通常称为混悬剂, 属于粗分散体系。分散质点一般在0.1~10μm之间, 但有的可达50μm或更大。分散介质多为水, 也可用植物油。优良的混悬剂其药物颗粒应细微、分散均匀、沉降缓慢; 沉降后的微粒不结块, 稍加振摇即能均匀分散; 黏度适宜, 易倾倒, 且不沾瓶壁。

由于重力的作用, 混悬剂中微粒在静置时会发生沉降。为使微粒沉降缓慢, 应选用颗粒细小的药物以及加入助悬剂增加分散介质的黏度。如羧甲基纤维素钠等除使分散介质黏度增加外, 还能形成一个带电的水化膜包在微粒表面, 防止微粒聚集。此外, 还可采用加润湿剂 (表面活性剂)、絮凝剂、反絮凝剂的方法来增加混悬剂的稳定性。

制备混悬剂的操作要点:

(1) 助悬剂应先配成一定浓度的稠厚液。固体药物一般宜研细、过筛。

(2) 分散法制备混悬剂, 宜采用加液研磨法。

(3) 用改变溶剂性质析出沉淀的方法制备混悬剂时, 应将醇性制剂 (如酊剂、醑剂、流浸膏剂) 以细流缓缓加入水性溶液中, 并快速搅拌。

(4) 投药瓶不宜盛装太满, 应留适当空间以便于用前摇匀。并应加贴印有 "用前摇匀" 或 "服前摇匀" 字样的标签。

(三) 实验内容

【实验材料与设备】

实验材料: 沉降硫磺、硫酸锌、吐温-80、甘油、樟脑醑。

设备与仪器: 托盘天平、砝码、量筒、烧杯、玻璃棒、滤纸、研钵。

【处方】

沉降硫磺　3.0g	硫酸锌　3.0g	吐温-80　0.25ml
甘油　10ml	樟脑醑　2.5ml	纯化水加至100ml

【制法】　取沉降硫磺置研钵中,加入甘油研匀,加入吐温-80研匀。加少量$ZnSO_4$溶液(溶于25ml水中),不断研磨成糊状。然后加入剩余$ZnSO_4$溶液研匀,加樟脑醑(随加随研)至混悬状,加纯化水至100ml,搅匀即得。

【作用与用途】　保护皮肤、抑制皮脂分泌、轻度杀菌与收敛。用于干性皮脂溢出症,痤疮等。

【用法与用量】　用前摇匀,局部涂抹。

【质量要求】　本品为黄色的混悬液体,有硫、樟脑的特有臭味。

（四）注意事项

1.药用硫由于加工处理的方法不同,分为精制硫、沉降硫、升华硫。其中以沉降硫的颗粒最细,易制成细腻而易于分散的成品,故选用沉降硫为佳。

2.硫为强疏水性物质,颗粒表面易吸附空气而形成气膜,故易集聚浮于液面,应先以甘油润湿研磨,使其易与其他药物混悬均匀。

3.樟脑醑应以细流缓缓加入混合液中,并快速搅拌,以免析出颗粒较大的樟脑。

（五）思考题

1.影响混悬剂稳定性的因素有哪些?

2.优良的混悬剂应达到哪些质量要求?

3.混悬剂的制备方法有哪几种?

实验3　碘酊的制备

（一）实验目的

掌握酊剂的制备原则和方法。

（二）实验指导

酊剂系指药物用规定浓度的乙醇提取或溶解而制成的澄清液体制剂。可供内服或外用。酊剂的制备方法有溶解法、稀释法、浸渍法和渗漉法。

（三）实验内容

【实验材料与设备】

实验材料: I_2、碘化钾KI、乙醇、蒸馏水、

实验仪器: 天平、量筒、烧杯、玻璃棒

【处方】

碘　2g　　　　　碘化钾　1.5g　　　　　乙醇　50ml　　　　　纯化水　适量

【制法】　取碘化钾加2ml水溶解后,再加碘使其溶解。加入乙醇,搅拌溶解。再加入纯化水至100ml即得。

【作用与用途】　消毒防腐药,用于皮肤感染和消毒。

【用法与用量】　外用。

【质量要求】　本品为红棕色的澄明液体,有碘的臭味。

（四）注意事项

1.碘具强氧化性、腐蚀性、挥发性。注意不与皮肤接触,忌用纸称取。

2.碘化钾宜先配成浓溶液,然后加碘,能很快促进溶解。

3.碘与碘化钾形成络合物后,能使碘在溶液中更稳定,不易挥发损失;能防止或延缓碘与水、乙醇发生化学变化产生碘化氢,使游离碘的含量减少,使消毒力下降,刺激性增强。

4.碘在乙醇中溶解度为1∶13,在该处方中,不加碘化钾,碘可完全溶解在乙醇中,但切不可将碘直接溶于乙醇后再加碘化钾,否则失去加碘化钾的络合作用。

5.碘酊忌与升汞溶液同用,以免生成碘化汞钾,增加毒性,对碘有过敏反应者忌用本品。

(五)思考题

1.本处方中碘化钾起什么作用?

2.为什么溶解碘化钾的蒸馏水不能太多?

二、栓剂的制备

(一)实验目的

1.掌握栓剂常用基质的类型、特点、适用情况。

2.初步学会模制成形法(热熔法)制备栓剂的方法。

(二)实验指导

栓剂按其作用可分为两种:一种是在腔道内起局部作用;另一种是由腔道吸收至血液起全身作用。栓剂的制备和作用的发挥,均与基质有密切的关系。因此选用的基质必须符合各项质量要求,以便制成合格的栓剂。

采用模制成形法(热熔法)制备栓剂时,需用栓模,在使用前应将栓模洗净、擦干,再用棉签蘸润滑剂少许,涂布于栓模内;注模时应稍溢出模孔;若含有不溶性药物应随搅随注,以免药物沉积于模孔底部;冷后再切去溢出部分,使栓剂底部平整;取出栓剂时,应自基部推出,如有多余的润滑剂,可用滤纸吸去。

栓模内所涂润滑剂,脂肪性基质多用肥皂醑,水溶性基质多用液状石蜡、麻油等。栓剂制成后,分别用药品包装纸包裹,置于玻璃瓶或纸盒内,在25℃以下贮藏。

(三)实验内容

实验1 甘 油 栓

【实验材料与设备】

实验材料:甘油、硬脂酸钠。

实验仪器:天平、蒸发皿、栓模。

【处方】

| 甘油 | 9.1g | 硬脂酸钠 | 0.9g | 制成4粒 |

【制法】 取甘油置蒸发皿中,水浴加热。缓缓分次加入干燥的硬脂酸钠细粉,不断缓慢搅拌,并保温在95℃水浴中。直至溶液澄清,注入涂过润滑剂(液体石蜡)的预热过的栓膜中,冷却成形脱模即得。

【作用与用途】 导泻,用于便秘。

【质量要求】 本品为无色或半透明栓剂。

实验2 醋酸洗必泰栓

【处方】

醋酸洗必泰 0.1g	甘油 12.6g	吐温-80 6g
明胶 3.6g	冰片 0.02g	乙醇 1ml
纯化水加至20.0g	制成4枚	

【制法】 取明胶至称重的蒸发皿中,加入蒸馏水(明胶的2倍量)浸泡,使明胶膨胀软化,再加入甘油,在水浴上加热,使明胶溶解保温,溶解使内部物重量达到18~19g为止。另取醋酸洗必泰溶于吐温-80中,冰片溶于乙醇中。在搅拌下两液混合后再加入已制好的甘油明胶溶液中,搅拌均匀。趁热注入已涂好润滑剂的阴道栓模膜中(4枚)冷却整理启模即得。

【作用与用途】 用于治疗宫颈糜烂和阴道炎

【质量要求】 本品为棕黄色透明栓剂,有一定的硬度和弹性。

(四)注意事项

1. 醋酸洗必泰与吐温-80混匀,否则影响成品含量;处方中吐温-80为表面活性剂,可以使醋酸洗必泰均匀分散于甘油明胶基质中。

2. 将冰片溶于乙醇。

3. 甘油明胶基质,具有弹性,且在体温时不熔融,而是缓缓溶于体液中释放出药物,故作用缓和持久。

(五)思考题

哪些药物可以选用甘油明胶为基质?哪些药不能用此基质?

三、乳膏剂基质的制备

(一)实验目的

1. 掌握各种不同类型乳膏剂基质的制备方法。

2. 掌握乳膏剂中药物的加入方法。

(二)实验指导

乳膏剂由药物与基质两部分组成,基质是乳膏剂形成和发挥药效的重要组成部分。常用的乳膏基质可分为W/O乳剂型基质和O/W乳剂型基质。

乳化法是乳膏剂制备的常用方法。制备乳膏剂的基本要求是使药物在基质中分布均匀、细腻,以保证药物剂量与药效。

操作要点:

(1)选用的基质应纯净,否则应加热熔化后滤过,除去杂质,或加热灭菌后备用。

(2)混合基质熔化时应将熔点高的先熔化,然后加入熔点低的熔化。

(3)基质中可根据含药量的多少及季节的不同,酌加蜂蜡、石蜡、液状石蜡或植物油以调节软膏硬度。

(4)不溶性药物应先研细过筛、再按等量递加法与基质混合。药物加入熔化基质后,应不停搅拌至冷凝,否则药物分散不匀。但已凝固后应停止搅拌,否则空气进入膏体使软膏不能久贮。

（5）挥发性或受热易破坏的药物,需待基质冷却至40℃以下时加入。

（6）含水杨酸、苯甲酸、鞣酸及汞盐等药物的软膏,配制时应避免与铜、铁等金属器具接触,以免变色。

（7）水相与油相两者混合的温度一般应控制在80℃以下,且二者温度应基本相等,以免影响乳膏的细腻性。

（8）乳化法中两相混合的搅拌速度不宜过慢或过快,以免乳化不完全或因混入大量空气使成品失去细腻和光泽并易变质。

（三）实验内容

实验1 W/O乳剂型乳膏基质（冷霜）

【实验材料与设备】

实验材料:单硬脂酸甘油酯、蜂蜡、石蜡、白凡士林、液体石蜡、司盘、吐温-80、蒸馏水。

实验仪器:天平、蒸发皿、玻璃棒。

【处方】

单硬脂酸甘油酯 3.0g	蜂蜡 1.3g	石蜡 1.3g
白凡士林 1.3g	液体石蜡 6.3g	司盘 0.5g
吐温-80 0.25g	纯化水至27g	

【制法】 将油相水相分别置于蒸发皿中,水浴加热内容物至70~80℃,趁热将水相(或油相)缓缓加至油相(或水相)中,边搅边加至冷凝为白色乳膏状即得。

【注意事项】 单硬脂酸甘油酯是单与双硬脂酸甘油酯的混合物,为白色蜡状固化。乳化能力弱,为W/O型辅助乳化剂,常用作乳剂基质的稳定剂或增稠剂,并使产品滑润。

【思考题】

1. W/O型软膏基质中有哪些主要乳化剂?

2. 计算本基质的HLB值。

实验2 O/W乳剂型乳膏基质（雪花膏）

【实验材料与设备】

实验材料:白凡士林、硬脂酸、单硬脂酸甘油酯、液体石蜡、羊毛脂、三乙醇胺

实验仪器:天平、蒸发皿、玻棒

【处方】

白凡士林 0.5g	硬脂酸 5g	单硬脂酸甘油酯 1.8g
液体石蜡 4.5g	羊毛脂 2g	三乙醇胺 0.3g
纯化水加至50g		

【制法】 将油相水相分别置于蒸发皿中,水浴加热内容物至70~80℃,趁热将水相(或油相)缓缓加至油相(或水相)中,边搅边加至冷凝为白色乳膏状即得。

【注意事项】

1. 两相混合时,温度要相近,否则成品中出现粗细不匀的颗粒。

2. 搅拌愈久愈白。

四、散剂的制备

(一)实验目的

1. 掌握散剂制备工艺过程:粉碎、过筛、混合、分剂量、包装。

2. 掌握含特殊成分散剂的制备方法。

3. 掌握散剂的质量检查方法。

(二)实验指导

散剂系指药物或与适宜辅料经粉碎、均匀混合而制成的干燥粉末状制剂,供内服或局部用。内服散剂一般溶于或分散于水或其他液体中服用,亦可直接用水送服。局部用散剂可供皮肤、口腔、咽喉、腔道等处应用;专供治疗、预防和润滑皮肤为目的的散剂亦可称撒布剂或撒粉。

根据散剂的用途不同其粒径要求有所不同,一般的散剂能通过6号筛(100目,150μm)的细粉含量不少于95%;难溶性药物、收敛剂、吸附剂、外用散能通过7号筛(120目,125μm)的细粉含量不少于95%;眼用散应全部通过9号筛(200目,75μm)等。

工艺流程:物料——→粉碎——→过筛——→混合(辅料)——→分剂量——→质检——→包装——→成品。

操作要点:

(1)称取:正确选择天平,掌握各种结聚状态的药品的称重方法。

(2)粉碎:是制备散剂和有关剂型的基本操作。要求学生根据药物的理化性质,使用要求,合理地选用粉碎工具及方法。

(3)过筛:掌握基本方法,明确过筛操作应注意的问题。

(4)混合:混合均匀度是散剂质量的重要指标,特别是含少量医疗用毒性药品及贵重药品的散剂,为保证混合均匀,应采用等量递加法(配研法)。对含有少量挥发油及共熔成分的散剂,可用处方中其他成分吸收,再与其他成分混合。

(5)包装:学会分剂量散剂包五角包、四角包、长方包等包装方法。

(6)质量检查:根据药典规定进行。

(三)实验内容

实验1 冰 硼 散

【实验材料与设备】

实验材料:冰片、朱砂、硼砂、玄明粉

实验仪器:天平、研钵

【处方】

| 冰片 0.2g | 朱砂 0.24g | 硼砂 2.0g | 玄明粉 2.0g |

【制法】

1. 取硼砂在研钵中研细,加入玄明粉研匀倾出。

2. 将冰片与朱砂充分研磨(打底套色)。

3. 将1、2组分按等量递增法混合均匀过120目筛,混匀即得。

【作用与用途】 清热解毒,消肿止痛。用于咽喉、牙龈肿痛,口舌生疮。

附注: 冰片即龙脑,外用消肿止痛;朱砂主含硫化汞,外用解毒;玄明粉为风化芒硝(无水硫酸钠),外用治疗疮肿丹毒,咽肿口疮。本品为粉红色的粉末,气芳香,味辛凉。

实验2　苯巴比妥散(20倍散)

【实验材料与设备】

实验材料: 苯巴比妥、淀粉

实验仪器: 天平、研钵

【处方】　苯巴比妥　0.1g　　　　　　　淀粉　QS(同样授予5包)

【制法】　取苯巴比妥0.1g,加0.9g淀粉混合研匀(10倍散)。取0.75g 10倍散,再加0.75g淀粉混匀,每包0.3g,包装,即得。

【作用与用途】　镇静。

【质量要求】

1. 外观均匀度　取供试品适量,置光滑纸上,平铺约5cm²,将其表面压平,在亮处观察,应呈现均匀的色泽,无花纹与色斑。

2. 装量差异检查法　取供试品10包(瓶),除去包装,分别精密称定每包(瓶)内容物的重量,每包(瓶)与标示量相比应符合规定,超出装量差异限度的散剂不得多于2包(瓶),并不得有一包(瓶)超出装量差异限度的一倍。

单剂量、一日剂量包装的散剂,装量差异限度应符合表1规定:

表1　散剂装量差异限度

标示装量	装量差异限度
0.10g或0.10g以下	±15%
0.10g以上至0.30g	±10%
0.30g以上至1.50g	±7.5%
1.50g以上至6.0g	±5%
6.0g以上	±5%

五、片剂的制备

实验1　银黄片的制备

(一)实验目的

1. 学会分析片剂处方的组成和辅料的作用。

2. 掌握湿法制粒压片技术、压片过程中常见问题的处理。

3. 学会片剂的一般质量检查方法。

(二)实验器材

1. 仪器　小型压片机、包衣锅、烧杯、手摇筛(20目、40目)、烘箱、分析天平、崩解度测定仪、片剂四用仪、脆碎度测定仪。

2.试药 金银花、黄芩、乙醇、淀粉、硬脂酸镁。

（三）实验内容

【处方】

原料	用量/100片
金银花提取物	10g
黄芩提取物	4g
淀粉	16g
硬脂酸镁	0.5g
75%乙醇	适量

【制法】 取金银花提取物、黄芩提取物、淀粉混匀，以75%乙醇溶液制软材，挤压过20目筛网，制湿颗粒，40~50℃干燥，整粒，加入硬脂酸镁混匀，压制成100片（0.30g/片），即得。

【功能与主治】 清热，解毒，消炎。用于急慢性扁桃体炎，急慢性咽喉炎，上呼吸道感染等。

【用法与用量】 口服，一次2~4片，一日4次。

【规格】 每片重0.3g。

（四）操作要点及注意事项

1.黄芩中的主要有效成分为黄芩苷。提取时黄芩苷在一定温度下易被药材中的共存酶酶解成苷元而降低疗效，故提取时直接用沸水提取，以使酶在高温下变性而避免其对黄芩苷的影响。金银花中的有效成分绿原酸对热不稳定，干燥过程中应严格控制温度，一般要求在60℃以下。

2.颗粒干燥的程度一般凭经验掌握，含水量以3%~4%为宜。含水量过高会产生粘冲现象；含水量过低易出现顶裂现象。

3.整粒一般选用与制湿颗粒时相同或稍小目数的筛网。整粒后，再用细筛将润滑剂（硬脂酸镁）筛入颗粒中混匀。

4.中药浸膏片易吸潮，压片过程中应控制操作室的相对湿度（RH）在50%以下，否则易吸湿引起粘冲、片剂变软等现象。

（五）思考题

1.影响湿颗粒质量的操作关键是什么？

2.压片过程中常见的问题有哪些？如何处理？

实验2 茶碱缓释片的制备

（一）实验目的

1.掌握湿法制粒的方法。

2.学会茶碱缓释片的处方分析、筛选。

3.理解选择辅料的原则及如何选择辅料用量。

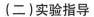

（二）实验指导

茶碱能使支气管肌肉强直收缩减少,松弛平滑肌。但茶碱治疗血药浓度范围狭窄（5~20μg/ml）,清除率、半衰期也因人而异,普通的茶碱片日服3次,夜间发作时用药影响睡眠,频繁给药后血药浓度容易出现"峰谷"现象,引起头痛、恶心等毒副作用。茶碱缓释片可解决这一问题,茶碱缓释片的半衰期是4~7小时。以乙基纤维素为骨架材料,以羟甲基纤维素为致孔剂制成茶碱缓释骨架片。湿法制粒所得骨架片的释药速度有所减慢。

（三）实验内容

【处方】

茶碱 30g	羟丙基甲基纤维素（HPMC） 3g	乳糖 6g
硬脂酸镁 0.4g	PVPK30 适量	制成100片

【制法】 将茶碱、羟丙基甲基纤维素、乳糖分别粉碎、过筛（100目）、混合均匀,用适量5%的PVPK30的乙醇溶液湿法制粒（16目筛）,60℃干燥,整粒,加入硬脂酸镁（60目）混匀,压片。

【质量检查】

（1）性状: 本品为白色片。

（2）重量差异限度的检查: 取药片20片,精密称重总重量,求得平均片重后,再分别精密称定各片的重量,每片重是与平均片重相比较,超出重量差异限度的药片不得多于2片,并不得有1片超出重量差异限度的1倍。检查结果填入表2中。片剂重量差异限度要求参见表3。

表2　茶碱缓释片重量差异限度检查结果

每片重（g）							
总重（g）	平均片重（g）	重量差异限度	超限的有X片	超限1倍的有Y片	结论		

表3　片剂重量差异限度（《中国药典》2015年版）

片剂的平均重量	重量差异限度
0.30以下	±7.5%
0.30或0.30以上	±5%

（3）硬度检查

1）指压法: 取药片置中指和食指之间,以拇指用适当的力压向药片中心部,如立即分成两片,则表示硬度不够。

2）自然坠落法: 取药片10片,以1米高处平坠于2厘米厚的松木板上,以碎片不超过3片为合格,否则应另取10片重新检查,本法对缺解不超过全片的1/4,不作碎片论。

3）片剂四用测定仪: 开启电源开关,检查硬度指针是否零位。将硬度盒盖打开,夹住被测药片。将倒顺开关置于"顺"的位置,拨选择开关至硬度挡。硬度指针左移,压力逐渐增加,药片碎自动停机,此时的刻度值即为硬度值(kg),随后将倒顺开关拨至"倒"的位置,指针退到零位。

（4）脆碎度检查: 参照《中国药典》2015年版四部通则(0923)法检查。取20片药片,精密称定总重量,放入脆碎度测定仪中,到规定时间(4分钟)后取出,用筛子筛去细粉和碎粒,称重后计算脆碎度。

一般要求脆碎度不得超过1.0%。

（5）释放度: 取本品,参照《中国药典》释放度测定法测定。采用2015年版四部通则(0931)溶出度测定法第二法装置,以水900ml为溶出介质,转速为每分钟50转,依法操作,在2小时、6小时与12小时分别取溶液5ml滤过,并即时在操作容器中补充水5ml;分别精密量取续滤液适量,各用水稀释制成每1ml中约含7μg的溶液,采用紫外-可见分光光度法,在272nm的波长处分别测定吸光度;另精密称取茶碱对照品适量,加水溶解并稀释制成每1ml中约含7μg的溶液,同法测定吸光度,分别计算每片在不同时间点的溶出量。本品每片在2小时、6小时与12小时的溶出量应分别为标示量的20%~40%、40%~65%和70%以上,均应符合规定。其他应符合片剂项下有关的各项规定。

（6）含量测定: 取本品20片,精密称定,研细,精密称取适量(约相当于无水茶碱0.3g),置研钵中,加热水50ml分次研磨,并移入锥形烧瓶中,放冷后,加硝酸银滴定液(0.1mol/L)25ml、茜素磺酸钠指示剂8滴,迅速用氢氧化钠滴定液(0.1mol/L)滴定至溶液显微红色。每1ml氢氧化钠滴定液(0.1mol/L)相当于18.02mg的$C_7H_8N_4O_2$。

【贮藏】 遮光,密封保存。

（四）注意事项

1. 剂量选择的依据是根据药典记载,0.1g/片(云南永安制药有限公司)。普通茶碱片需日服3次,并且茶碱的治疗血药浓度范围狭窄。因此只有以剂量0.1g/片,每日服用一次,才能有效减少因服用次数过多而引此的恶心、呕吐、头晕等不良反应的现象。

2. 辅料选择的条件: 根据国家药用辅料大全的相关标准及茶碱本身的性质、缓释片剂型的辅料要求。此外还根据黄好武《茶碱制剂工艺研究的影响研究》的文献。

3. 实验的创新点: 采用湿法制粒,用乳糖作为填充剂,可调节药物的释药速度。制备茶碱缓释片,在处方中使用的HPMC与EC的配比为2∶3,这样可控制片剂的硬度,并可提高茶碱缓释片的生物利用度。

六、注射剂的制备

维生素C注射液的制备

（一）实验目的

1. 掌握空安瓿与垂熔玻璃滤器的处理方法。
2. 掌握注射液的配制、滤过、灌封、灭菌等基本操作。
3. 熟悉注射剂漏气检查和澄明度检查。
4. 学会干燥箱和净化工作台的使用。
5. 掌握输液剂的质量要求和手工生产的工艺过程及操作要点。

（二）实验指导

注射剂系指将药物制成的供注入体内的无菌溶液、乳状液和混悬液以及供临用前配制成溶液或混悬液的无菌粉末。

注射剂的生产车间设施必须符合《药品生产质量管理规范》的要求，注射剂的生产过程包括原辅料的准备、配制、灌封、灭菌、质量检查、包装等步骤。

注射剂的质量要求：无菌、无热原、澄明度合格、使用安全、无毒性无刺激性；稳定性合格，即在贮存期内稳定有效；注射剂的pH值应接近血液pH值，一般控制在4~9范围内；含量合格；凡大量静脉注射或滴注的输液，应调节渗透压与血浆等渗或接近等渗。

1. 安瓿的处理　将纯化水灌入安瓿内，经100℃加热30分钟，趁热甩水，再用滤清的纯化水、注射用水灌满安瓿，甩水，如此反复三次，以除去安瓿表面微量游离碱、金属离子、灰尘和附着的砂粒等杂质。洗净的安瓿，立即以120~140℃温度烘干，备用。

2. 垂熔玻璃滤器的处理　将垂熔玻璃滤器用纯化水冲洗干净，用1%~2%硝酸钠硫酸液浸泡12~24小时，再用纯化水、注射用水反复抽洗至抽洗液中性且澄明，抽干，备用。

3. 配液　配液用器具按要求处理洁净干燥后使用。一般配液方法有两种：

（1）稀配法：即将原料药加入溶剂中，一次配成所需的浓度。

（2）浓配法：即将原料药加入部分溶剂中，配成浓溶液，加热滤过，必要时可加活性炭处理，也可冷藏后再过滤，然后稀释到所需浓度。

4. 滤过　过滤方法有加压滤过、减压滤过和高位静压滤过等。滤器的种类也较多，以供粗滤、预滤和精滤。按实验室条件，安装好滤过装置。

5. 灌封　将过滤合格的药液，立即灌装于2ml安瓿中，通二氧化碳于安瓿上部空间，要求装量准确，药液不沾安瓿领壁。随灌随封，熔封后的安瓿顶部应圆滑、无尖头、鼓泡或凹陷现象。

6. 灭菌与检漏　安瓿熔封后按规定及时灭菌。灭菌完毕，趁热取出放入冷的1%亚甲蓝溶液中检漏。

（三）实验内容

【实验材料与设备】

实验材料：维生素C、亚硫酸氢钠、碳酸氢钠、EDTA-2Na、注射用水。

实验仪器：蒸馏水器、安瓿（50支）、烧杯、量筒、垂熔漏斗、玻璃棒、钢锅、电炉、熔封机。

【处方】

维生素C　10.4g	EDTA-2Na　0.005g	亚硫酸氢钠　0.2g
碳酸氢钠　4.9g	注射用水加至100ml	

【制法】

（1）安瓿处理

蒸瓶：取安瓿50支，将纯化水灌入安瓿内，经100℃加热30分钟，趁热甩水。

洗瓶：取蒸瓶处理的安瓿，用滤清的纯化水灌满，甩水，如此反复三次；再用注射用水灌满安瓿，甩水，如此反复三次。以除去安瓿表面微量游离碱、金属离子、灰尘和附着的砂粒等杂质。

干燥灭菌：洗净的安瓿，立即以120~140℃温度烘干，备用。

（2）容器处理：烧杯、量筒、垂熔漏斗→清洁液处理→纯化水洗→注射用水冲洗。

（3）配制：加处方量80%的注射用水，通二氧化碳饱和，加维生素C溶解后，分次缓缓加入碳酸氢钠,搅拌使完全溶解,加入预先配制好的EDTA-2Na溶液和亚硫酸氢钠溶液,搅拌均匀,调节pH值6.0~6.2,添加二氧化碳饱和注射用水至足量。用垂熔玻璃漏斗过滤,溶液中通二氧化碳,并在二氧化碳气流下灌封。

（4）安瓿剂的灭菌与检漏:100℃煮沸灭菌30分钟,并趁热放入有色溶液中检漏。

（5）安瓿剂的质量检查:进行pH值和澄明度检查。

（6）安瓿剂的印字包装。

【质量检查】

（1）漏气检查:将灭菌后的安瓿趁热置于有色溶液中,稍冷取出,用水冲洗干净,剔除被染色的安瓿,并记录漏气支数。

（2）澄明度检查:将安瓿外壁擦干净,1~2ml安瓿每次拿取6支,于伞棚边处,手持安瓿颈部使药液轻轻翻转,用目检视。每次检查18秒钟。50ml或50ml以上的注射液按直立、倒立、平视三步法旋转检视。按以上装置及方法检查,除特殊规定品种外,未发现有异物或仅带微量白点者作合格论。

（3）检查结果:将检查结果记录表4中。

表4 澄明度检查结果记录

总检支数	废品支数							合格成品支数	成品率（%）
	漏气	玻屑	纤维	白点	白块	焦头	其他		

（四）思考题

易氧化药物的注射剂在生产中应注意什么问题? 可采取哪些具体措施?

七、微囊的制备

实验 鱼肝油微囊的制备

（一）实验目的

1. 掌握复凝聚法制备微囊的工艺。

2. 熟悉常用的囊材、影响微囊成型的条件及因素。

3. 熟悉制备微囊的方法与原理。

（二）实验原理

复凝聚工艺制备微囊的原理

以明胶与阿拉伯胶为例。将溶液pH值调至明胶的等电点以下使之带正电(pH值4.0~4.5时明胶带的正电荷多),而此时阿拉伯胶仍带负电,由于电荷互相吸引交联形成正、负离子的络合物,溶解度降低而凝聚成囊,加水稀释,甲醛交联固化,洗去甲醛,即得球形或类球形微囊。

制备微囊的机制如下:明胶为蛋白质,在水溶液中,分子链上含有-NH$_2$和-COOH及其相应解离基团–NH$_3^+$与–COO$^-$，但含有–NH$_3^+$与–COO$^-$离子多少，受介质pH值的影响，当pH值低于明胶的等电点时，–NH$_3^+$数目多于–COO$^-$，溶液荷正电；当溶液pH值高于明胶等电时，–COO$^-$数目多于–NH$_3^+$，溶液荷负电。明胶溶液在pH4.0左右时，其正电荷最多。阿拉伯胶为多聚糖，在水溶液中，分子链上含有–COOH和–COO$^-$，具有负电荷。因此在明胶与阿拉伯胶混合的水溶液中，调节pH约为4.0时，明胶和阿拉伯胶因荷电相反而中和形成复合物，其溶解度降低，自体系中凝聚成囊析出。再加入固化剂甲醛，甲醛与明胶产生胺醛缩合反应，明胶分子交联成网状结构，保持微囊的形状，成为不可逆的微囊；加2%NaOH调节介质pH值8~9，有利于胺醛缩合反应进行完全，其反应表示如下：

$$R-NH_2+H_2N-R+HCHO \xrightarrow{\text{pH8~9}} R-NH-CH_2-HN-R+H_2O$$

（三）实验内容

【仪器】

组织捣碎机、电磁力搅拌器、光学显微镜、天平、恒温水浴锅、烧杯（250ml，1000ml）、抽滤瓶、玻璃棒、温度计、布氏漏斗、循环水泵、滤纸、pH试纸、移液管（5ml）、量筒（5ml，100ml）等。

【处方】

鱼肝油　6g	明胶　6g	阿拉伯胶　6g
37%甲醛溶液　5.2ml	20%醋酸溶液　适量	20%NaOH溶液　适量
纯化水　适量加至500ml		

【制法】

（1）明胶溶液制备：称取明胶6g，加纯化水120ml充分溶解使其溶胀，在60℃水浴不断加热搅拌使其溶解制成5%的明胶溶液。

（2）乳液的制备：称取6g阿拉伯胶加入120ml纯化水放入60℃水浴锅中搅拌溶解，然后与6g鱼肝油置于组织捣碎机充分捣匀2分钟，收集所得乳浊液。

（3）成囊：在上述60℃乳液中加入明胶溶液，用电动搅拌器搅拌或控温磁力搅拌器搅拌。滴加20%醋酸溶液，调pH值约为4，调pH为4时应将乳液的温度控制在30~40℃之间。明胶带正电荷，阿拉伯胶带负电荷，二者结合形成复合物使溶解度降低。于显微镜下观察微囊是否形成，立即加入245ml蒸馏水稀释（约为成囊系统体积的两倍），即得微囊混悬液。

（4）固化：在上述制成的乳液中，加37%甲醛溶液5ml，用电磁搅拌器搅拌15分钟，用20%NaOH溶液调节pH值至8~9，约加5ml，继续搅拌约1小时，静置至微囊沉降完全，抽滤，用蒸馏水洗至无甲醛气味，pH值中性，抽干即得湿囊（湿囊于40℃以下干燥即可得到干囊），称重，即得微囊。

【质量检查】

（1）在光学显微镜下考察所得微囊的性状（外观、颜色、形状，并绘制光学显微镜下微囊的形态图）。

（2）计算所得微囊的载药量与包封率。

载药量=微囊中含药量/微囊的总质量×100%

包封率=微囊中含药量/微囊和介质中的总药量×100%

（四）注意事项

1. 实验所用水均为去离子水，否则会因有离子存在干扰凝聚成囊。

2．搅拌速度应以产生泡沫最少为度（看到液面轻轻转动即可），在固化前切勿停止搅拌，以免微囊粘连成团。

3．复凝聚法制备微囊，用20%醋酸溶液调节pH值是操作关键。因此，调节pH值时一定要缓慢谨慎逐滴加入，使整个溶液的pH值为3.8~4.0。

（五）思考题

1．影响成囊的因素有哪些？

2．复凝聚法制备微囊的过程与原理。

3．在操作时应如何控制以使微囊形状好，包封率较高？

4．药物微囊化的特点和意义。

八、膜剂的制备

实验　锡内散膜剂的制备

（一）实验目的

掌握膜剂的特点和制备方法。

（二）实验指导

膜剂系指药物与适宜的成膜材料经加工制成的膜状制剂，供口服或黏膜外用。膜剂的研究始于60年代，70年代开始国内外对膜剂的研究应用有较大的发展，目前我国正式投产的膜剂约有30余种。膜剂可供口服、口含、舌下给药、眼结膜囊内给药、阴道内给药、皮肤或黏膜创伤贴敷等。一些膜剂，尤其是鼻腔、皮肤用药的膜剂亦可起到全身的作用。

成膜材料的性能、质量不仅对膜剂成型工艺有影响，而且对膜剂的药效及成品质量产生重要影响。膜剂的处方主要由主药、成膜材料和附加剂组成，附加剂主要有增塑剂、着色剂等。膜剂的制备方法主要有匀浆制膜法、热塑制膜法与复合制膜法。

（三）实验内容

【实验材料与设备】

实验材料：锡内散、甘油、吐温-80、PVA（17~18）、纯化水、液体石蜡、75%乙醇

实验仪器：烧杯、玻璃棒、玻璃板、蒸发皿

【处方】

锡内散　0.1g	甘油　1ml	吐温-80　0.2ml
PVA（17~18）　3g	纯化水　30ml	

【制法】

（1）取PVA置烧杯中，加纯化水30ml，浸泡过夜。水浴加热使之溶解成胶液。取锡内散于干燥研钵中，加甘油、吐温-80研匀，缓缓将胶液研匀供涂膜用。

（2）洗净干燥玻璃板，用75%乙醇揩擦，再涂适量液体石蜡，将上述胶液置于玻璃板上摊匀（0.5cm）水平晾至半干。80℃干燥，脱膜即得。

（3）干燥后剪成1.5cm² 小块，装入聚乙烯袋中，封好备用。

（四）思考题

1．制备膜剂时，如何防止气泡的产生？

2.处方中甘油起什么作用？膜剂中还有哪些种类的辅料,它们各起什么作用？

（五）注意事项

1.PVA在水中浸泡时间必须充分,且水温不宜超过40℃,才能保证充分溶胀。

2.PVA加热温度以80~90℃为宜,温度过高可影响膜的溶解度和澄明度,并会使膜的脆性增加。PVA与CMC-Na配合使用,有利于提高膜的成膜性质和黏附性质。

3.膜剂在制备过程中,保温静置时要使膜料中的空气逸尽,制膜时不得搅拌,否则易成气泡膜。

九、固体分散体的制备

实验 葛根素—PEG6000固体分散体的制备

（一）实验目的

1.熟悉固体分散体制备的基本原理。

2.掌握熔融法制备条件及影响因素。

（二）实验指导

固体分散体技术是将难溶性药物高度分散在固体载体材料中,形成固体分散体的新技术。它能够提高难溶性药物的溶出速率和溶解度,以提高药物的吸收和生物利用度。

固体分散体常用的载体材料有:（1）水溶性载体材料包括聚乙二醇类（PEG）、聚维酮（PVP）类、表面活性剂类和纤维素衍生物等;（2）难溶性载体材料包括乙基纤维素（EC）、聚丙烯酸树脂类(含季铵盐的聚丙烯酸树脂Eudragit)等;（3）肠溶性载体材料包括纤维素类和聚丙烯酸树脂类（Eudragit L100和Eudragit S100）。

固体分散体的制备方法有:熔融法、溶剂法、溶剂-熔融法、溶剂—喷雾干燥法、研磨法、双螺旋挤压法。

（三）实验内容

【处方】

葛根素 1g　　　　　PEG-6000 10g

【制法】

（1）称取PEG-6000置蒸发皿中,在90℃水浴中熔融;

（2）加入过60目筛的葛根素粉末,搅拌10分钟使药物充分分散在载体中;

（3）迅速倾倒于预冷（4℃）的不锈钢板上,涂成薄层,在冰箱冷却40分钟,得白色固体;

（4）将白色固体置减压干燥箱中30℃干燥1小时,粉碎过60目筛,即得到葛根素-PEG6000固体分散体;

（5）采用DSC鉴定固体分散体,分别称取10mg上述产物、葛根素-PEG6000物理混合物、葛根素、PEG6000放入铝锅内,以扫描速度10℃/min,从20℃开始程序升温至250℃。

十、环糊精包合物的制备

实验 薄荷油环糊精包合物的制备

（一）实验目的

1. 熟悉环糊精包合的基本原理

2. 掌握包合物制备方法及影响因素。

（二）实验指导

包合物是指一种分子被全部或部分包合于另一种分子的空穴结构内而形成的特殊络合物。它是由主分子和客分子组成，主分子就是包合材料，客分子就是包合物。

制成包合物后，能够提高药物的溶解度和稳定性，使液体粉末化，可以防止挥发性成分挥发，掩盖药物的不良气味和提高药物的生物利用度等。

常用的包合材料有：环糊精（CD）及环糊精衍生物。

包合物制备方法有：饱和水溶液法、研磨法、冷冻干燥法和喷雾干燥法。

（三）实验内容

【处方】

薄荷油 0.5ml   β-环糊精 5g   乙醚 适量   纯化水 适量

【制法】

（1）将β-环糊精溶于适量水中，采用电热磁力搅拌器，在60℃下配制成饱和溶液。

（2）将薄荷油缓慢滴加至环糊精饱和溶液中，维持相应预设温度继续搅拌1小时。

（3）将溶液在搅拌条件下，自然冷却至室温后置于4℃冰箱中冷藏，析出环糊精。

（4）减压过滤，分别用少量蒸馏水和适量乙醚洗涤，滤渣30℃真空干燥，即得包合物。

（5）将包合物进行DSC、UV等相关验证试验，并采用2015年版《中国药典》（一部）挥发油测定法，测定其包合率和收率。

十一、滴丸的制备

实验 复方丹参滴丸的制备

（一）实验目的

掌握用滴制法制备滴丸的原理。

（二）实验指导

滴丸是指中药提取物与适宜的基质用适当方法混匀后，滴入不相混溶的冷凝液中，收缩冷凝制成的丸剂。

它具有起效快、生物利用度高、液体药物固化、药用部位多、可起长效作用等特点。

滴丸基质的选用：不与主药发生封印反应，不影响主药的疗效。要求基质熔点较低，遇骤冷能凝结成固体。常用的基质有：水溶性基质（聚乙二醇、硬脂酸钠和甘油明胶）和非水溶性基质（硬脂酸、单硬脂酸甘油酯蜂蜡等）。

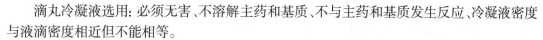

滴丸冷凝液选用:必须无害、不溶解主药和基质、不与主药和基质发生反应、冷凝液密度与液滴密度相近但不能相等。

(三)实验内容

【处方】 丹参 90g   三七 17.6g   冰片 1g   PEG6000 20g

【制法】 以上三味,冰片研细;丹参、三七加水煎煮,煎液滤过,滤液浓缩,加入乙醇,静置使沉淀,取上清液,回收乙醇,浓缩成稠膏,备用。取PEG6000适量,水浴加热使熔融,加入上述稠膏和冰片细粉,混匀,保温(70±2)℃,选用适宜口径的滴管,以每分钟60~80滴的滴速,滴入用冰浴冷却的液状石蜡中,成形后,将丸取出,用吸水纸吸去丸表面的液状石蜡,即得。

(四)注意事项

1. 本品为棕色圆珠形滴丸;气香、味稍苦。

2. 本品的功能主治为活血化瘀、理气止痛,用于胸中憋闷、心绞痛。

3. 本品处方中含有挥发性成分冰片,为防止冰片的挥发损失,药物与基质混合温度不宜过高,故保温在70℃左右。

4. 在滴制过程中,须控制好滴速和冷凝介质温度,以防产品出现粘连拖尾、丸形不圆整等现象。

十二、制剂稳定性考察

实验 维生素C注射液稳定性加速试验

(一)实验目的

1. 熟悉影响制剂稳定性的因素与稳定化方法。

2. 掌握制剂稳定性考核的项目和考核方法。

3. 掌握恒温加速实验法预测维生素C注射液有效期的方法。

(二)实验指导

1. 含义 稳定性试验是为了考察原料药或药物制剂在温度、湿度、光线的影响下随时间变化的规律,为药品的生产、包装、贮存、运输条件提供科学依据,同时通过试验确定药品的有效期。

2. 稳定性试验方法 稳定性试验方法,归纳起来主要有比较试验法、留样观察法和加速试验法三种。一般比较试验法常用以设计制剂的处方组成、制剂工艺。而对制剂成品则采用留样观察法和加速试验结合观察,以预测其有效期。留样观察法是对制剂成品在通常贮藏条件下进行的综合考核,虽简单易行真实可靠,但所需时间长,不利于产品开发和更新。应用化学动力学原理对制剂的稳定性进行加速试验,加快了进度,缩短了时间,其具体方法有经典恒温法、简便法、台阶型高温法及经验法等。

3. 稳定性试验考核指标选择 应具有代表性,一般应选择在一定条件下制剂中不稳定的活性成分作为指标。考核指标的测定方法应能灵敏、准确地反映加速试验过程中指标成分的浓度(含量)变化,进而能反映制剂的稳定性。

4. 实验原理 经典恒温法的理论依据是Arrhenius的指数定律。根据化学动力学原理,将样品放入各个不同温度的恒温器中,定时取样测定其浓度,得出各温度下不同时间药物的浓度,通过图解法或回归法,即可推算出样品室温下分解一定程度所需时间。经典恒温法的加速温度一般是4个,每个温度至少需做4次取样分析,此法可用于制剂处方筛选、工艺改进、有效期预测等,但分析计算量较大。

5. 药物有效期预测的实验步骤 ①进行加速试验; ②确定反应级数; ③求各试验温度的k值; ④以$\log k$对$1/T$作图或作线性回归; ⑤求室温($25℃$)时的k值; ⑥求室温时的有效期$t_{0.9}$。

(三)实验内容

1. 维生素C注射液稳定性加速试验方法

(1)精密量取VC注射液2ml,加新鲜煮沸过的蒸馏水85ml,丙酮2ml,摇匀,放置5分钟,加稀醋酸4ml、淀粉指示液1ml,用0.1mol/L碘液滴定,至溶液呈蓝色并持续30秒钟不褪。记下消耗碘液的毫升数(每毫升碘液相当于8.806mgVC)。

(2)将同一批号的VC注射液样品分别置4个不同温度的恒温水浴中。温度和取样时间见下表。每个温度的间隔取样次数均为5次。样品取出后立即冷却或置冰箱保存,然后按(1)法进行含量测定。

2. 实验数据处理

(1)对在每个温度各加热时间内取出的样品与未经加热试验的原样品分别测定VC含量,记录消耗碘液的毫升数。以未经加热的样品所消耗碘液的毫升数(即初始浓度)为100%相对浓度,各加热时间内的样品所消耗碘液的毫升数与其相比求得各自的相对浓度百分数($C\%$)。实验数据记录于表5中。

表5 VC注射液加速试验数据

温度(℃)	取样时间(h)	消耗碘液(ml)	相对浓度$C(\%)$	对数浓度$\log C$	回归结果
60	0				
	24				
	48				
	72				
	96				
	120				
70	0				
	24				
	48				
	72				
	96				
	120				
80	0				
	24				

续表

温度(℃)	取样时间(h)	消耗碘液(ml)	相对浓度C(%)	对数浓度log C	回归结果
80	48				
	72				
	96				
	120				
90	0				
	24				
	48				
	72				
	96				
	120				

（2）求各试验温度下VC氧化降解的速度常数k

①回归法：将各温度各加热时间（x）与其所对应的样品相对浓度百分数（y）回归，得截距、斜率（b）、相关系数（r），由下式即可求出各温度的k值：

$$k=-2.303b \qquad (15-9)$$

②图解法：以各温度各加热时间（x）为横坐标，其所对应的样品相对浓度百分数（y）为表纵坐标，作图得一条直线，由斜率b值即可求出各温度的k值。

（3）求VC氧化降解反应的活化能（E）和频率因子（A）：以1/T×10³为横坐标，logk为纵坐标，作logk-1/T图，求出截距、斜率（b）、相关系数（r）。频率因子A即为直线截距的反对数。VC氧化降解反应的活化能（E）为式15-10：

$$E=-2.303bR \qquad (式15-10)$$

（4）求室温（25℃）时的VC氧化降解速度常数k：由式15-8，代入E、A、R即可求出k 25℃，亦可从图logk-1/T中的直线外延至室温求得。

（5）求室温时的$t_{0.9}$：将k 25℃代入式15-5，即可求得室温25℃时分解10%需要的时间。

（四）注意事项

1. 碘量法测定VC含量多在酸性溶液中进行，因在酸性介质中VC受空气中氧的氧化作用减弱，较为稳定。但供试品中加入稀醋酸后仍需立即冷却并测定，否则应置冰箱保存。

2. 由于VC注射液中加入有亚硫酸氢钠等抗氧化剂，其还原性比VC分子中烯二醇基更强，需消耗碘，因此应在滴定前加入丙酮，使之与亚硫酸氢钠反应生成加成物掩蔽起来，以消除对滴定的干扰。

3. 测定VC含量时，所用碘液的浓度应前后一致，因各次测定所用为同一碘液，碘液浓度可不必精密标定，VC注射液的含量亦可不必计算，只比较各次消耗的碘液毫升数即可。

（五）思考题

1. 经典恒温加速试验法预测药物有效期的理论依据及实验步骤分别是什么？

2. 药物制剂稳定性研究的范围是什么？影响实验结果准确性的操作关键有哪些？

3. 留样观察法、加速试验法各有何特点？

4. 从制剂稳定性角度考虑，青霉素G钾和VC注射液在临床应用中应注意什么？

附录 《中国药典》2015年版制剂质量评价常用方法

一、崩解时限检查法

本法系用于检查口服固体制剂在规定条件下的崩解情况。

崩解系指口服固体制剂在规定条件下全部崩解溶散或成碎粒,除不溶性包衣材料或破碎的胶囊壳外,应全部通过筛网。如有少量不能通过筛网,但已软化或轻质上漂且无硬心者,可作符合规定论。除另有规定外,凡规定检查溶出度、释放度或分散均匀性的制剂,不再进行崩解时限检查。

(一)片剂

仪器装置 采用升降式崩解仪,主要结构为一能升降的金属支架与下端镶有筛网的吊篮,并附有挡板。

升降的金属支架上下移动距离为55mm±2mm,往返频率为每分钟30~32次。

(1)吊篮 玻璃管6根,管长77.5mm±2.5mm,内径21.5mm,壁厚2mm;透明塑料板2块,直径90mm,厚6mm,板面有6个孔,孔径26mm;不锈钢板1块(放在上面一块塑料板上),直径90mm,厚1mm,板面有6个孔,孔径22mm;不锈钢丝筛网1张(放在下面一块塑料板下),直径90mm,筛孔内径2.0mm;以及不锈钢轴1根(固定在上面一块塑料板与不锈钢板上),长80mm。将上述玻璃管6根垂直置于2块塑料板的孔中,并用3只螺丝将不锈钢板、塑料板和不锈钢丝筛网固定,即得(附图1)。

(2)挡板 为一平整光滑的透明塑料块,相对密度1.18~1.20,直径20.7mm±0.15mm,厚9.5mm±0.15mm;挡板共有5个孔,孔径2mm,中央1个孔,其余4个孔距中心6mm,各孔间距相等;挡板侧边有4个等距离的V形槽,V形槽上端宽9.5mm,深2.55mm,底部开口处的宽与深度均为1.6mm(附图2)。

检查法 将吊篮通过上端的不锈钢轴悬挂于支架上,浸入1000ml烧杯中,并调节吊篮位置使其下降至低点时筛网距烧杯底部25mm,烧杯内盛有温度为(37±1)℃的水,调节水位高度使吊篮上升至高点时筛网在水面下15mm处,吊篮顶部不可浸没于溶液中。

除另有规定外,取供试品6片,分别置上述吊篮的玻璃管中,启动崩解仪进行检查,各片均应在15分钟内全部崩解。如有1片不能完全崩解,应另取6片复试,均应符合规定。

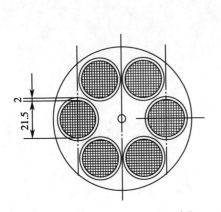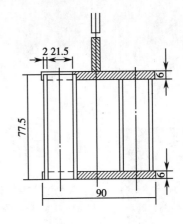

单位：mm

附图1 升降式崩解仪吊篮结构

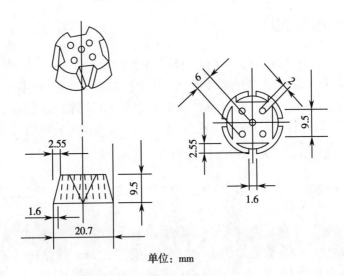

单位：mm

附图2 升降式崩解仪挡板结构

中药浸膏片、半浸膏片和全粉片，按上述装置，每管加挡板1块，启动崩解仪进行检查，全粉片各片均应在30分钟内全部崩解；浸膏（半浸膏）片各片均应在1小时内全部崩解。如果供试品黏附挡板，应另取6片，不加挡板按上述方法检查，应符合规定。如有1片不能完全崩解，应另取6片复试，均应符合规定。

薄膜衣片，按上述装置与方法检查，并可改在盐酸溶液（9→1000）中进行检查，化药薄膜衣片应在30分钟内全部崩解。中药薄膜衣片，则每管加挡板1块，各片均应在1小时内全部崩解，如果供试品黏附挡板，应另取6片，不加挡板按上述方法检查，应符合规定。如有1片不能完全崩解，应另取6片复试，均应符合规定。

糖衣片，按上述装置与方法检查，化药糖衣片应在1小时内全部崩解。中药糖衣片则每管加挡板1块，各片均应在1小时内全部崩解，如果供试品黏附挡板，应另取6片，不加挡板按上述方法检查，应符合规定。如有1片不能完全崩解，应另取6片复试，均应符合规定。

肠溶片，按上述装置与方法，先在盐酸溶液（9→1000）中检查2小时，每片均不得有裂缝、崩解或软化现象；然后将吊篮取出，用少量水洗涤后，每管加入挡板1块，再按上述方法在磷酸盐缓冲液（pH6.8）中进行检查，1小时内应全部崩解。如有1片不能完全崩解，应另取6片复试，均应符合规定。

结肠定位肠溶片，除另有规定外，按上述装置照各品项下规定检查，各片在盐酸溶液（9→1000）及pH值6.8以下的磷酸盐缓冲液中均应不得有裂缝、崩解或软化现象，在pH值7.5~8.0的磷酸盐缓冲液中1小时内应完全崩解。如有1片不能完全崩解，应另取6片复试，均应符合规定。

含片，除另有规定外，按上述装置和方法检查，各片均不应在10分钟内全部崩解或溶化。如有1片不符合规定，应另取6片复试，均应符合规定。

舌下片，除另有规定外，按上述装置和方法检查，各片均应在5分钟内全部崩解并溶化。如有1片不能完全崩解或溶化，应另取6片复试，均应符合规定。

可溶片，除另有规定外，水温为（20±5）℃，按上述装置和方法检查，各片均应在3分钟内全部崩解并溶化。如有1片不能完全崩解或溶化，应另取6片复试，均应符合规定。

泡腾片，取1片，置250ml烧杯[内有200ml温度为（20±5）℃的水]中，即有许多气泡放出，当片剂或碎片周围的气体停止逸出时，片剂应溶解或分散在水中，无聚集的颗粒剩留。除另有规定外，同法检查6片，各片均应在5分钟内崩解。如有1片不能完全崩解，应另取6片复试，均应符合规定。

口崩片，除另有规定外，照下述方法检查。

仪器装置　主要结构为一能升降的支架与下端镶有筛网的不锈钢管。升降的支架上下移动距离为10mm±1mm，往返频率为每分钟30次。

崩解篮　不锈钢管，管长30mm，内径13.0mm，不锈钢筛网（镶在不锈钢管底部）筛孔内径710μm（附图3）。

检查法　将不锈钢管固定于支架上，浸入1000ml杯中，杯内盛有温度为（37±1℃）的水约900ml，调节水位高度使不锈钢管最低位时筛网在水面下15mm±1mm。启动仪器。取本品1片，置上述不锈钢管中进行检查，应在60秒钟内全部崩解并通过筛网，如有少量轻质上漂或黏附于不锈钢管内壁或筛网，但无硬心者，可作符合规定论。重复测定6片，均应符合规定。如有1片不符合规定，另取6片复试，均应符合规定。

（二）胶囊剂

硬胶囊或软胶囊，除另有规定外，取供试品6粒，按片剂的装置与方法（化药胶囊如漂浮于液面，可加挡板；中药胶囊加挡板）进行检查。硬胶囊应在30分钟内全部崩解；软胶囊应在1小时内全部崩解，以明胶为基质的软胶囊可改在人工胃液中进行检查。如有1粒不能完全崩解，应另取6粒复试，均应符合规定。

肠溶胶囊，除另有规定外，取供试品6粒，按上述装置与方法，先在盐酸溶液（9→1000）中不加挡板检查2小时，每粒的囊壳均不得有裂缝或崩解现象；继将吊篮取出，用少量水洗涤后，每管加入挡板，再按上述方法，改在人工肠液中进行检查，1小时内应全部崩解。如有1粒不能完全崩解，应另取6粒复试，均应符合规定。

结肠肠溶胶囊，除另有规定外，取供试品6粒，按上述装置与方法，先在盐酸溶液

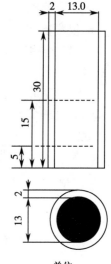

单位：mm

附图3　崩解篮结构

（9→1000）中不加挡板检查2小时,每粒的囊壳均不得有裂缝或崩解现象;将吊篮取出,用少量水洗涤后,再按上述方法,在磷酸盐缓冲液(pH6.8)中不加挡板检查3小时,每粒的囊壳均不得有裂缝或崩解现象;续将吊篮取出,用少量水洗涤后,每管加入挡板,再按上述方法,改在磷酸盐缓冲液(pH7.8)中检查,1小时内应全部崩解。如有1粒不能完全崩解,应另取6粒复试,均应符合规定。

（三）滴丸剂

按片剂的装置,但不锈钢丝网的筛孔内径应为0.42mm;除另有规定外,取供试品6粒,按上述方法检查,应在30分钟内全部溶散,包衣滴丸应在1小时内全部溶散。如有1粒不能完全溶散,应另取6粒复试,均应符合规定。

以明胶为基质的滴丸,可改在人工胃液中进行检查。

【附注】

人工胃液　取稀盐酸16.4ml,加水约800ml与胃蛋白酶10g,摇匀后,加水稀释成1000ml,即得。

人工肠液　即磷酸盐缓冲液(含胰酶)(pH6.8)(通则8004)。

二、融变时限检查法

本法系用于检查栓剂、阴道片等固体制剂在规定条件下的融化、软化或溶散情况。

（一）栓剂

仪器装置　由透明的套筒与金属架组成(附图4a)。

（1）透明套筒　为玻璃或适宜的塑料材料制成,高为60mm,内径为52mm,及适当的壁厚。

（2）金属架　由两片不锈钢的金属圆板及3个金属挂钩焊接而成。每个圆板直径为50mm,具39个孔径为4mm的圆孔(附图4b);两板相距30mm,通过3个等距的挂钩焊接在一起。

检查法　取供试品3粒,在室温放置1小时后,分别放在3个金属架的下层圆板上,装入各自的套筒内,并用挂钩固定。除另有规定外,将上述装置分别垂直浸入盛有不少于4L的

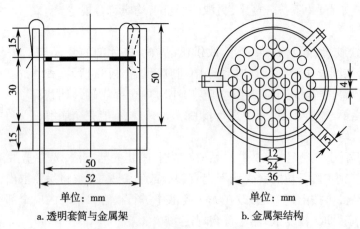

单位：mm	单位：mm
a. 透明套筒与金属架	b. 金属架结构

附图4　栓剂检查仪器装置

（37.0±0.5）℃水的容器中,其上端位置应在水面下90mm处。容器中装一转动器,每隔10分钟在溶液中翻转该装置一次。

结果判定　除另有规定外,脂肪性基质的栓剂3粒均应在30分钟内全部融化、软化或触压时无硬心; 水溶性基质的栓剂3粒均应在60分钟内全部溶解。如有1粒不符合规定,应另取3粒复试,均应符合规定。

（二）阴道片

仪器装置　同上述栓剂的检查装置,但应将金属架挂钩的钩端向下,倒置于容器内,如附图5所示。

检查法　调节水液面至上层金属圆盘的孔恰为均匀的一层水覆盖。取供试品3片,分别置于上面的金属圆盘上,装置上盖一玻璃板,以保证空气潮湿。

结果判定　除另有规定外,阴道片3片,均应在30分钟内全部溶化或崩解溶散并通过开孔金属圆盘,或仅残留无硬心的软性团块。如有1片不符合规定,应另取3片复试,均应符合规定。

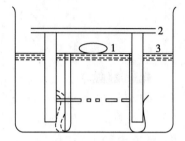

图5　阴道片检查仪器装置
1. 阴道片; 2. 玻璃板; 3. 水面

三、片剂脆碎度检查法

本法用于检查非包衣片的脆碎情况及其他物理强度,如压碎强度等。

仪器装置　内径约为286mm,深度为39mm,内壁抛光,一边可打开的透明耐磨塑料圆筒。筒内有一自中心轴套向外壁延伸的弧形隔片(内径为80mm±1mm,内弧表面与轴套外壁相切),使圆筒转动时,片剂产生滚动(附图6)。圆筒固定于同轴的水平转轴上,转轴与电动机相连,转速为每分钟（25±1）转。每转动一圈,片剂滚动或滑动至筒壁或其他片剂上。

检查法　片重为0.65g或以下者取若干片,使其总重约为6.5g; 片重大于0.65g

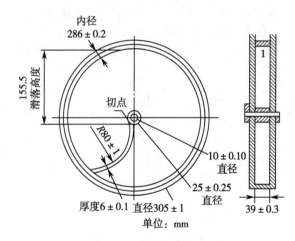

附图6　片剂脆碎度检查仪

者取10片。用吹风机吹去片剂脱落的粉末,精密称重,置圆筒中,转动100次。取出,同法除去粉末,精密称重,减失重量不得过1%,且不得检出断裂、龟裂及粉碎的片。本试验一般仅作1次。如减失重量超过1%时,应复测2次,3次的平均减失重量不得过1%,并不得检出断裂、龟裂及粉碎的片。

如供试品的形状或大小使片剂在圆筒中形成不规则滚动时,可调节圆筒的底座,使与桌面成约10°的角,试验时片剂不再聚集,能顺利下落。

对于形状或大小在圆筒中形成严重不规则滚动或特殊工艺生产的片剂,不适于本法检查,可不进行脆碎度检查。

对易吸水的制剂,操作时应注意防止吸湿(通常控制相对湿度小于40%)。

四、溶出度与释放度测定法

溶出度系指活性药物从片剂、胶囊剂或颗粒剂等普通制剂在规定条件下溶出的速率和程度,在缓释制剂、控释制剂、肠溶制剂及透皮贴剂等制剂中也称释放度。

<h3 style="text-align:center">仪 器 装 置</h3>

第一法(篮法)

(1)转篮 分篮体与篮轴两部分,均为不锈钢或其他惰性材料制成,其形状尺寸如附图7所示。篮体A由方孔筛网(丝径为0.28mm±0.03mm,网孔为0.40mm±0.04mm)制成,呈圆柱形,转篮内径为20.2mm±1.0mm,上下两端都有封边。篮轴B的直径为9.75mm±0.35mm,轴的末端连一圆盘,作为转篮的盖;盖上有一通气孔(孔径为2.0mm±0.5mm);盖边系两层,上层直径与转篮外径相同,下层直径与转篮内径相同;盖上的3个弹簧片与中心呈120°角。

(2)溶出杯 一般由硬质玻璃或其他惰性材料制成的底部为半球形的1000ml杯状容器,内径为102mm±4mm(圆柱部分内径最大值和内径最小值之差不得大于0.5mm),高为185mm±25mm;溶出杯配有适宜的盖子,盖上有适当的孔,中心孔为篮轴的位置,其他孔供取样或测量温度用。溶出杯置恒温水浴或其他适当的加热装置中。

(3)篮轴与电动机相连,由速度调节装置控制电动机的转速,使篮轴的转速在各品种项下规定转速的±4%范围之内。运转时整套装置应保持平稳,均不能产生明显的晃动或振动

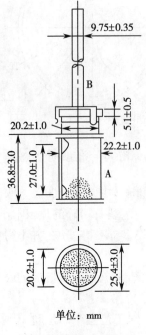

单位:mm

附图7 转篮装置

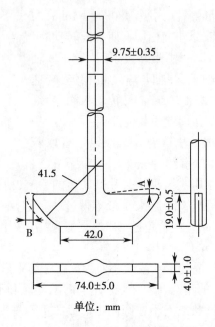

单位:mm

附图8 搅拌桨装置

（包括装置所处的环境）。转篮旋转时，篮轴与溶出杯的垂直轴在任一点的偏离均不得大于2mm，转篮下缘的摆动幅度不得偏离轴心1.0mm。

（4）仪器一般配有6套以上测定装置。

第二法（桨法）

除将转篮换成搅拌桨外，其他装置和要求与第一法相同。搅拌桨的下端及桨叶部分可涂适当的惰性材料（如聚四氟乙烯），其形状尺寸如附图8所示。桨杆对度（即桨轴左侧距桨叶左边缘距离与桨轴右侧距桨叶右边缘距离之差）不得超过0.5mm，桨轴和桨叶垂直度90°±0.2° 桨杆旋转时，桨轴与溶出杯的垂直轴在任一点的偏差均不得大于2mm；搅拌桨旋转时A、B两点的摆动幅度不得超过0.5mm。

第三法（小杯法）

（1）搅拌桨 形状尺寸如附图9所示。桨杆上部直径为9.75mm±0.35mm，桨杆下部直径为6.0mm±0.2mm；桨杆对称度（即桨轴左侧距桨叶左边缘距离与桨轴右侧距桨叶右边缘距离之差）不得超过0.5mm，桨轴和桨叶垂直度90°±0.2°；桨杆旋转时，桨轴与溶出杯的垂直轴在任一点的偏差均不得大于2mm；搅拌桨旋转时，A、B两点的摆动幅度不得超过0.5mm。

（2）溶出杯 一般由硬质玻璃或其他惰性材料制成的底部为半球形的250ml杯状容器，其形状尺寸如附图10所示。内径为62mm±3mm（圆柱部分内径最大值和内径最小值之差不得大于0.5mm），高为126mm±6mm，其他要求同第一法（2）。

（3）桨杆与电动机相连，转速应在各品种项下规定转速的±4%范围之内。其他要求同第二法。

第四法（桨碟法）

方法1 搅拌桨、溶出杯按第二法，溶出杯中放入用于放置贴片的不锈钢网碟（附图11）。网碟装置见附图12。

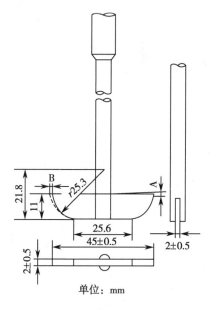

单位：mm

附图9 小杯法搅拌桨装置

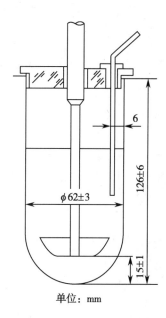

单位：mm

附图10 小杯法溶出杯装置

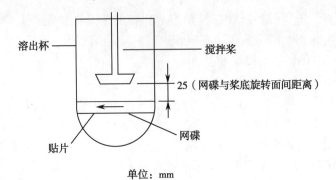

单位：mm

附图11 桨碟法方法1装置

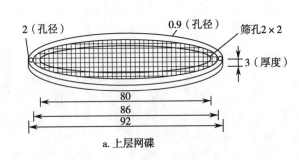

a. 上层网碟

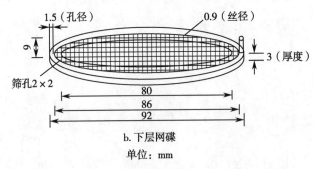

b. 下层网碟

单位：mm

附图12 桨碟法方法1网碟装置

方法2 除将方法1的网碟换成附图13所示的网碟外，其他装置和要求与方法1相同（附图13）。

第五法（转筒法）

溶出杯按第二法，但搅拌桨另用不锈钢转筒装置替代。组成搅拌装置的杆和转筒均由不锈钢制成，其规格尺寸见附图14。

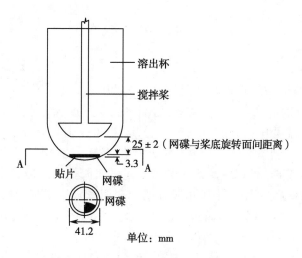

25±2（网碟与桨底旋转面间距离）

3.3

A

贴片 网碟

网碟

41.2

单位：mm

附图13　桨碟法方法2装置

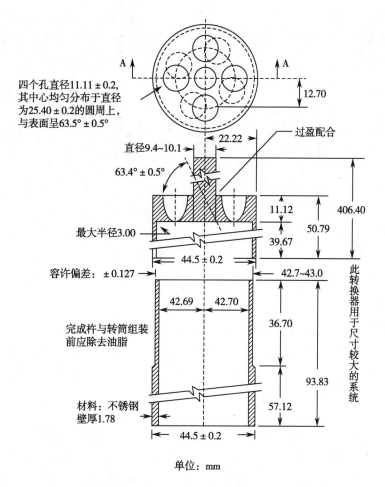

四个孔直径11.11±0.2，
其中心均匀分布于直径
为25.40±0.2的圆周上，
与表面呈63.5°±0.5°

12.70

过盈配合

22.22

直径9.4~10.1

63.4°±0.5°

最大半径3.00

11.12

50.79

406.40

39.67

44.5±0.2

容许偏差：±0.127

42.7~43.0

42.69　42.70

36.70

此转换器用于尺寸较大的系统

完成杵与转筒组装
前应除去油脂

93.83

材料：不锈钢
壁厚1.78

57.12

44.5±0.2

单位：mm

附图14　转筒法搅拌装置

测 定 法

第一法和第二法

普通制剂 测定前,应对仪器装置进行必要的调试,使转篮或桨叶底部距溶出杯的内底部25mm±2mm。分别量取溶出介质置各溶出杯内,实际量取的体积与规定体积的偏差应在±1%,待溶出介质温度恒定在(37±0.5)℃后,取供试品6片(粒、袋),如为第一法,分别投入6个干燥的转篮内,将转篮降入溶出杯中;如为第二法,分别投入6个溶出杯内(当品种项下规定需要使用沉降篮时,可将胶囊剂先装入规定的沉降篮内;品种项下未规定使用沉降篮时,如胶囊剂浮于液面,可用一小段耐腐蚀的细金属丝轻绕于胶囊外壳。沉降篮的形状尺寸如附图15所示)。注意避免供试品表面产生气泡,立即按各品种项下规定的转速启动仪器,计时;至规定的取样时间(实际取样时间与规定时间的差异不得过±2%),吸取溶出液适量(取样位置应在转篮或桨叶顶端至液面的中点,距溶出杯内壁10mm处;需多次取样时,所量取溶出介质的体积之和应在溶出介质的1%之内,如超过总体积的1%时,应及时补充相同体积的温度为(37±0.5)℃的溶出介质,或在计算时加以校正),立即用适当的微孔滤膜滤过,自取样至滤过应在30秒内完成。取澄清滤液,照该品种项下规定的方法测定,计算每片(粒、袋)的溶出量。

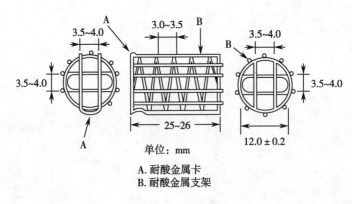

A. 耐酸金属卡
B. 耐酸金属支架

附图15 沉降篮装置

缓释制剂或控释制剂 照普通制剂方法操作,但至少采用三个取样时间点,在规定取样时间点,吸取溶液适量,及时补充相同体积的温度为(37±0.5)℃的溶出介质,滤过,自取样至滤过应在30秒内完成。照各品种项下规定的方法测定,计算每片(粒)的溶出量。

肠溶制剂 按方法1或方法2操作。

方法1 酸中溶出量 除另有规定外,分别量取0.1mol/L盐酸溶液750ml置各溶出杯内,实际量取的体积与规定体积的偏差应在±1%范围之内,待溶出介质温度恒定在(37±0.5)℃,取供试品6片(粒)分别投入转篮或溶出杯中(当品种项下规定需要使用沉降篮时,可将胶囊剂先装入规定的沉降篮内;品种项下未规定使用沉降篮时,如胶囊剂浮于液面,可用一小段耐腐蚀的细金属丝轻绕于胶囊外壳),注意避免供试品表面产生气泡,立即按各品种项下规定的转速启动仪器,2小时后在规定取样点吸取溶出液适量,滤过,自取样至滤过应在30秒钟内完成。按各品种项下规定的方法测定计算每片(粒)的酸中溶出量。

其他操作同第一法和第二法项下普通制剂。

缓冲液中溶出量 上述酸液中加入温度为(37±0.5)℃的0.2mol/L磷酸钠溶液250ml(必要时用2mol/L盐酸溶液或2mol/L氢氧化钠溶液调节pH值至6.8),继续运转45分钟,或按各品种项下规定的时间,在规定取样点吸取溶出液适量,滤过,自取样至滤过应在30秒钟内完成。

按各品种项下规定的方法测定,计算每片(粒)的缓冲液中溶出量。

方法2 酸中溶出量 除另有规定外,量取0.1mol/L盐酸溶液900ml,注入每个溶出杯中,照方法1酸中溶出量项下进行测定。

缓冲液中溶出量 弃去上述各溶出杯中酸液,立即加入温度为(37±0.5)℃的磷酸盐缓冲液(pH值6.8)(取0.1mol/L盐酸溶液和0.2mol/L磷酸钠溶液,按3:1混合均匀,必要时用2mol/L盐酸溶液或2mol/L氢氧化钠溶液调节pH值至6.8)900ml,或将每片(粒)转移入另一盛有温度为(37±0.5)℃的磷酸盐缓冲液(pH值6.8)900ml的溶出杯中,照方法1缓冲液中溶出量项下进行测定。

第三法

普通制剂 测定前,应对仪器装置进行必要的调试,使桨叶底部距溶出杯的内底部15mm±2mm。分别量取溶出介质置各溶出杯内,介质的体积150~250ml,实际量取的体积与规定体积的偏差应在±1%范围之内(当品种项下规定需要使用沉降装置时,可将胶囊剂先装入规定的沉降装置内;品种项下未规定使用沉降装置时,如胶囊剂浮于液面,可用一小段耐腐蚀的细金属丝轻绕于胶囊外壳)。以下操作同第二法。取样位置应在桨叶顶端至液面的中点,距溶出杯内壁6mm处。

缓释制剂或控释制剂 照第三法普通制剂方法操作,其余要求同第一法和第二法项下缓释制剂或控释制剂。

第四法

透皮贴剂 分别量取溶出介质置各溶出杯内,实际量取的体积与规定体积的偏差应在±1%范围之内,待溶出介质预温至(32±0.5)℃;将透皮贴剂固定于两层碟片之间(方法1)或网碟上(方法2),溶出面朝上,尽可能使其保持平整。再将网碟水平放置于溶出杯下部,并使网碟与桨底旋转面平行,两者相距25mm±2mm,按品种正文规定的转速启动装置。在规定取样时间点,吸取溶出液适量,及时补充相同体积的温度为(32±0.5)℃的溶出介质。

其他操作同第一法和第二法项下缓释制剂或控释制剂。

第五法

透皮贴剂 分别量取溶出介质置各溶出杯内,实际量取的体积与规定体积的偏差应在±1%范围之内,待溶出介质预温至(32±0.5)℃;除另有规定外,按下述进行准备,除去贴剂的保护套,将有黏性的一面置于一片铜纺上,铜纺的边比贴剂的边至少大1cm将贴剂的铜纺覆盖面朝下放置于干净的表面,涂布适宜的胶黏剂于多余的铜纺边。如需要,可将胶黏剂涂布于贴剂背面。干燥1分钟,仔细将贴剂涂胶黏剂的面安装于转筒外部,使贴剂的长轴通过转筒的圆心。挤压铜纺面除去引入的气泡。将转筒安装在仪器中,试验过程中保持转筒底部距溶出杯内底部25mm±2mm,立即按品种正文规定的转速启动仪器。在规定取样时间点,吸取溶出液适量,及时补充相同体积的温度为(32±0.5)℃的溶出介质。同法测定其他透皮贴剂。

其他操作同第一法和第二法项下缓释制剂或控释制剂。

以上五种测定法中,当采用原位光纤实时测定时,辅料的干扰应可以忽略,或可以通过设定参比波长等方法消除;原位光纤实时测定主要适用于溶出曲线和缓释制剂溶出度的测定。

结果判定

普通制剂符合下述条件之一者,可判为符合规定:

(1)6片(粒、袋)中,每片(粒、袋)的溶出量按标示量计算,均不低于规定限度(Q);

(2)6片(粒、袋)中,如有1~2片(粒、袋)低于但不低于Q—10%,且其平均溶出量不低于Q;

(3)6片(粒、袋)中,有1~2片(粒、袋)低于Q,其中仅有1片(粒、袋)低于Q—10%,但不低于Q—20%,且其平均溶出量不低于Q时,应另取6片(粒、袋)复试;初、复试的12片(粒、袋)中有1~3片(粒、袋)低于Q,其中仅有1片(粒、袋)低于Q—10%,但不低于Q—20%,且其平均溶出量不低于Q。

以上结果判断中所示的10%、20%是指相对于标示量的百分率(%)。

缓释制剂或控释制剂 除另有规定外,符合下述条件之一者,可判为符合规定:

(1)6片(粒)中,每片(粒)在每个时间点测得的溶出量按标示量计算,均未超出规定范围;

(2)6片(粒)中,在每个时间点测得的溶出量,如有1~2片(粒)超出规定范围,但未超出规定范围的10%,且在每个时间点测得的平均溶出量未超出规定范围;

(3)6片(粒)中,在每个时间点测得的溶出量,如有1~2片(粒)超出规定范围,其中仅有1片(粒)超出规定范围的10%,但未超出规定范围的20%,且其平均溶出量未超出规定范围,应另取6片(粒)复试;初、复试的12片(粒)中,在每个时间点测得的溶出量,如有1~3片(粒)超出规定范围,其中仅有1片(粒)超出规定范围的10%,但未超出规定范围的20%,且其平均溶出量未超出规定范围。

以上结果判断中所示超出规定范围的10%、20%是指相对于标示量的百分率(%),其中超出规定范围10%是指:每个时间点测得的溶出量不低于低限的–10%,或不超过高限的+10%;每个时间点测得的溶出量应包括最终时间测得的溶出量。

肠溶制剂 除另有规定外,符合下述条件之一者,可判为符合规定:

酸中溶出量 (1)6片(粒)中,每片(粒)的溶出量均不大于标示量的10%;

(2)6片(粒)中,有1~2片(粒)大于10%,但其平均溶出量不大于10%。

缓冲液中溶出量 (1)6片(粒)中,每片(粒)的溶出量按标示量计算均不低于规定限度(Q);除另有规定外,Q应为标示量的70%;

(2)6片(粒)中仅有1~2片(粒)低于Q,但不低于Q—10%,且其平均溶出量不低于Q;

(3)6片(粒)中如有1~2片(粒)低于Q,其中仅有1片(粒)低于Q—10%,但不低于Q—20%,且其平均溶出量不低于Q时,应另取6片(粒)复试;初、复试的12片(粒)中有1~3片(粒)低于Q,其中仅有1片(粒)低于Q—10%,但不低于Q—20%,且其平均溶出量不低于Q。

以上结果判断中所示的10%、20%是指相对于标示量的百分率(%)。

透皮贴剂 除另有规定外,同缓释制剂或控释制剂。

【溶出条件和注意事项】

(1)溶出度仪的适用性及性能确认试验 除仪器的各项机械性能应符合上述规定外,

还应用溶出度标准片对仪器进行性能确认试验,按照标准片的说明书操作,试验结果应符合标准片的规定。

(2)溶出介质 应使用各品种项下规定的溶出介质,除另有规定外,室温下体积为900ml,并应新鲜配制和经脱气处理;如果溶出介质为缓冲液,当需要调节pH值时,一般调节pH值至规定pH值±0.05之内。

(3)取样时间 应按照品种各论中规定的取样时间取样,自6杯中完成取样的时间应在1分钟内。

(4)除另有规定外,颗粒剂或干混悬剂的投样应在溶出介质表面分散投样,避免集中投样。

(5)如胶囊壳对分析有干扰,应取不少于6粒胶囊,除尽内容物后,置一个溶出杯内,按该品种项下规定的分析方法测定空胶囊的平均值,作必要的校正。如校正值大于标示量的25%,试验无效。如校正值不大于标示量的2%,可忽略不计。

五、含量均匀度检查法

本法用于检查单剂量的固体、半固体和非均相液体制剂含量符合标示量的程度。

除另有规定外,片剂、硬胶囊剂、颗粒剂或散剂等,每一个单剂标示量小于25mg或主药含量小于每一个单剂重量25%者;药物间或药物与辅料间采用混粉工艺制成的注射用无菌粉末;内充非均相溶液的软胶囊;单剂量包装的口服混悬液、透皮贴剂和栓剂等品种项下规定含量均匀度应符合要求的制剂,均应检查含量均匀度。复方制剂仅检查符合上述条件的组分,多种维生素或微量元素一般不检查含量均匀度。

凡检查含量均匀度的制剂,一般不再检查重(装)量差异;当全部主成分均进行含量均匀度检查时,复方制剂一般亦不再检查重(装)量差异。

除另有规定外,取供试品10个,照各品种项下规定的方法,分别测定每一个单剂以标示量为100的相对含量A,求其均值X和标准差S $\left\{ S=\sqrt{\dfrac{\sum_{i=1}^{M}(x_i-\overline{X})^2}{n-1}} \right\}$ 以及标示量与均值之差的绝对值A($A=|100-\overline{X}|$)

若$A+2.2S \leq L$,则供试品的含量均匀度符合规定;

若$A+S>L$,则不符合规定;

若$A+2.2S>L$,且$A+S \leq L$,则应另取供试品20个复试。

根据初、复试结果,计算30个单剂的均值$\overline{X}$、标准差S和标示量与均值之差的绝对值A。再按下述公式计算并判定。

当$A \leq 0.25L$时,若$A^2+S^2 \leq 0.25L^2$,则供试品的含量均匀度符合规定;若$A^2+S^2>0.25L^2$则不符合规定。

当$A>0.25L$时,若$A+1.7S \leq L$,则供试品的含量均匀度符合规定;若$A+1.7S>L$,则不符合规定。

　　上述公式中L为规定值。除另有规定外，L=15.0；单剂量包装的口服混悬液、内充非均相溶液的软胶囊、胶囊型或泡囊型粉雾剂、单剂量包装的眼用、耳用、鼻用混悬剂、固体或半固体制剂L=20.0；透皮贴剂、栓剂L=25.0。

　　如该品种项下规定含量均匀度的限度为 ± 20%或其他数值时，L=20.0或其他相应的数值。

　　当各品种正文项下含量限度规定的上下限的平均值（T）大于100.0（%）时，若$\overline{X}$<100.0，则A=100–$\overline{X}$；若100.0≤$\overline{X}$≤T，则A=0；若$\overline{X}$>T，则A=$\overline{X}$–T同上法计算，判定结果，即得。当T<100.0（%）时，应在各品种正文中规定A的计算方法。

　　当含量测定与含量均匀度检查所用检测方法不同时，而且含量均匀度未能从响应值求出每一个单剂含量情况下，可取供试品10个，照该品种含量均匀度项下规定的方法，分别测定，得仪器测得的响应值Y_i（可为吸光度、峰面积等），求其均值$\overline{Y}$。另由含量测定法测得以标示量为100的含量X_A由X_A除以响应值的均值$\overline{Y}$，得比例系数K（K=$X_A/\overline{Y}$）。将上述诸响应值Y_i与K相乘，求得每一个单剂以标示量为100的相对含量（%）x_i（x_i=KY_i），同上法求$\overline{X}$和S以及A，计算，判定结果，即得。如需复试，应另取供试品20个，按上述方法测定，计算30个单剂的均值$\overline{Y}$、比例系数K、相对含量（%）X_i、标准差S和A，判定结果，即得。

12检